速效拉筋操

圖解版

瑜珈女王
蔡祐慈 ◎著

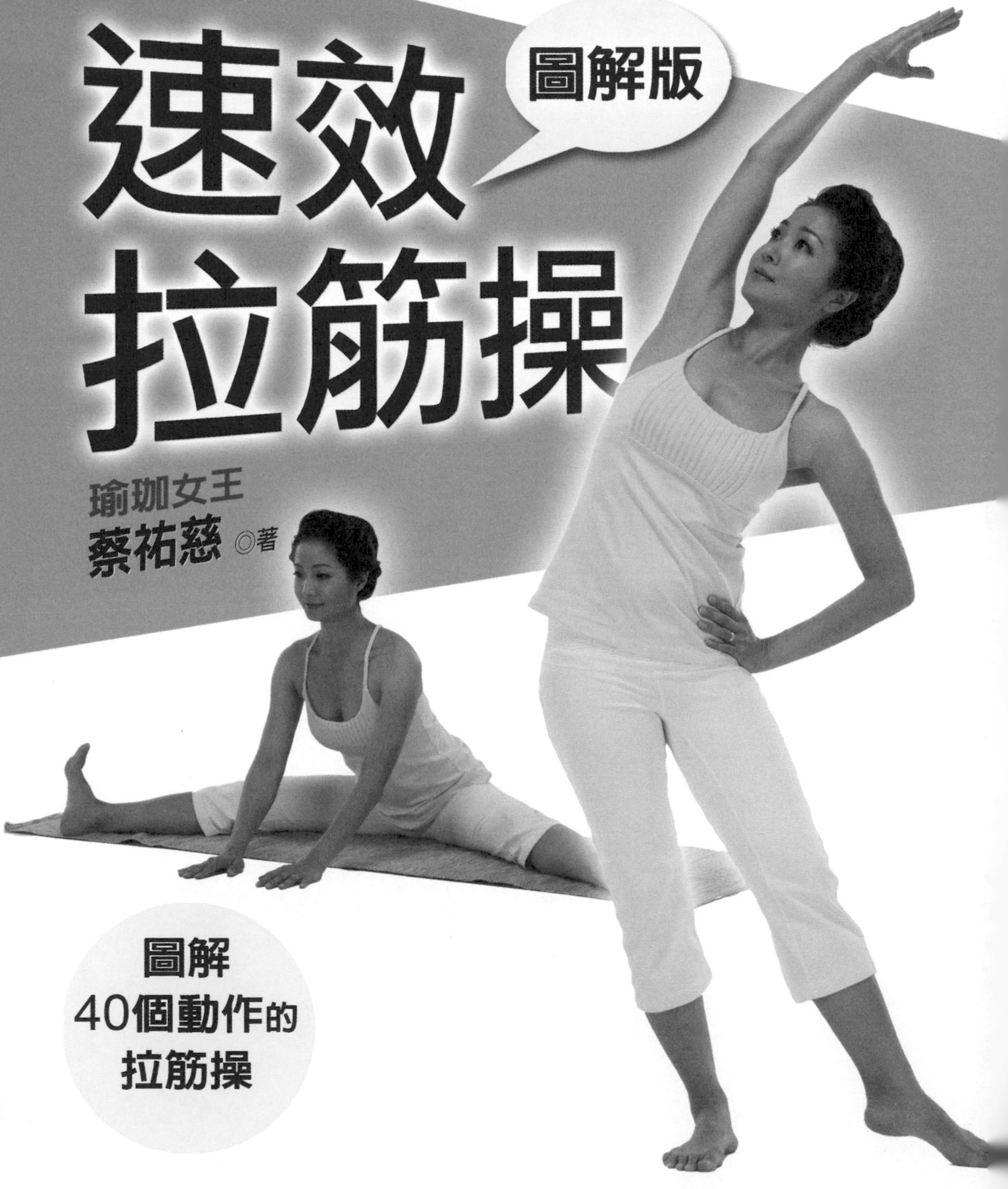

圖解
40個動作的
拉筋操

晨星出版

推薦序

我幾乎每天都會運動，週一到週五從不例外；尤其喜歡在早上運動，因爲它帶給我一整天的能量。但在一整天忙碌過後，不僅能量用盡，更經常感覺全身痠痛，頭昏腦脹，尤其是每個星期一。相信很多人和我有相同的感覺。

我比許多人幸運的是，幾年前辦公室同事組織社團活動，每週有一小時的瑜珈練習，我們開始接受蔡老師的指導，慢慢學習及了解瑜珈。老師從來不期望我們成爲瑜珈大師，她希望我們能夠透過瑜珈，經由正確的體位法，學習更深層的呼吸，進而能讓身體與心靈全然放鬆，在無雜念的當下享受身心靈的平衡。

老師上課時都會很認眞的解釋每一個動作鍛鍊的重點與功效，並且很有耐心地指導我們完成動作，我與同仁們都受益良多。

練習瑜珈，和許多運動相同，可以提高我們的體適能，讓我們的肌耐力、柔軟度與心肺功能有所提昇；而且老師傳遞給我們更重要的觀念是練習瑜珈的終極目標——提高身體的自覺度，在核心肌群強化的前提下，隨時保持身心的平靜與放鬆，自然就能擺脫一切不必要的酸痛。

追隨老師的瑜珈課程已有一段時間，這段期間老師不曾懈怠，也始終沒有忘記她希望以「推廣運動與健康」的人生志業，先後完成了數本瑜珈相關的著作，造福許多讀者。

爲了讓更多人從較爲簡易的動作入門，老師特別再出版了本書，我希望大家眞的可以試試看，持之以恆的練習，一定能從中體會到好處，更能享受健康人生！

瑞士銀行台灣區財富管理執行長　陳允懋

自序

養生，從調養經絡做起

痠痛僵硬不能忍，找對方法解決它，才能使身體常保健康

你是否常感覺到肩頸僵硬、腰痠背痛，明明剛睡醒卻怎麼也提不勁來？你是否經常一邊工作一邊打哈欠，頭昏腦脹，注意力難以集中呢？雖然已經累了一整天，好不容易躺在床上了，卻輾轉難眠，無法入睡？這些困擾不會造成立即的病痛，卻默默地干擾著我們的生活品質，漸漸侵蝕著我們的身體健康，也因為這一切是如此循序漸進地發生著，以致人們也只能一點一滴適應著，直到身體拉警報，才不得不到醫院報到。

殊不知這些不舒服的感覺只是氣血不順暢的結果，只要站起來簡單地動一動就能紓經活絡，使氣血循環暢通，不適症狀便可立即得到改善。要知道，頭痛時吃止痛藥只是抑制痛覺給大腦提出的警訊，疲勞時喝咖啡只是暫時提振精神，然而拉筋伸展卻從根本著手，解除氣瘀、紓經活絡，使氣血流通順暢，腦部供氧充足，頭痛自然減緩，精氣神自然提振。

修習瑜伽使我的身心靈不斷提昇至愈來愈健全的狀態，當我發現幕後最大的祕密和經絡有關時，我出版了《人體經絡瑜伽》，期望這本書可以讓更多的人理解經絡的奧妙與其對人體的幫助。

但許多親朋好友看到的第一個反應是「哇塞！好厲害！」緊接著下一句卻是「這我哪有辦法呀！」我深深體會到原來我和瑜伽課學生們看似稀鬆平常的瑜伽體位法，在一般大眾眼裡是這麼的遙不可及，如此一來想達到推廣效果的本意便大打折扣了，於是我決定著手進行此書的撰寫，希望所有未接觸過瑜伽課的人們也能受惠於疏通經絡所帶給身體的龐大助益。

這本書可以隨時帶在身邊，一有不適症狀時，翻開來，找幾個動作，拉拉筋，把經絡疏通；也可放在床邊，早上醒來先伸展伸展筋骨，起床前五分鐘的運動，讓整個早晨都充滿活力；睡不著時，伸伸懶腰，就像是睡前按摩一樣，使身體肌肉處於放鬆狀態，確保快快入睡，一夜好眠。

利用零碎的時間，透過簡單的伸展拉筋動作，隨時隨地大大改善身體和心理的健康狀態。與其我們強忍疼痛，把握時間努力工作，卻把賺來的財富及好不容易得到的休閒時間或退休生活，用來跑醫院、找醫生，維修自己的身體，不如從今天開始，稍稍改變生活習慣，找到機會便動一動。即使你是抽不出時間運動的人，也可以讓經絡動起來，使身體變得更健康，心情變得更愉快！

最後與讀者分享一件喜悅，大家一定看不出來，這本書的每一張照片都不只是一個人喔！進棚拍攝時，我的肚子裡已住著一位剛剛成形的寶貝，而出版時，小天使也正呱呱來到這美好的世界，我由衷期盼這本書可以幫助更多的讀者朋友獲得健康的身心、生活得更有品質，更加幸福快樂。如此一來，這將是小寶貝和媽咪一起做過第一件最有意義的事情了！

前言
只要五分鐘，讓僵便的身體動起來吧！

每天一覺醒來，我們可能會面對起而不醒、精神不振和起床氣等問題。工作中，頭腦昏沉、提不起勁也是常有的事，好不容易能很帶勁地、認眞地坐在電腦前工作個幾小時，又發現肩頸僵硬了起來；回到家後發現全身痠緊疲憊，躺在床上又無法完全放鬆，即便是有規律運動習慣、身體健康的人，也難免遇到這些問題。

人類本身就是動物，造物者設計的人類是需要用身體活動來適應生活的，遠古時代的人類爲了謀生，必須上山下海覓食，並躲避其他動物或環境的侵害——一個野人若遇上一隻飢餓的獅子，他只有「戰」或「逃」兩種選擇，無論如何都得靠著身體活動來面對壓力；反觀現代人，科技取代了大部分的勞力工作，便利的生活使得人類漸漸忘了動物需要大量活動的本質。久坐、久站、固定單一方向動作、缺乏運動的生活是嚴重違反自然法則的，所以文明病也跟著與日俱增，像是身體上的僵硬痠痛、身體關節提早退化、心血管疾病、癌症等等都接踵而至，這就是「不動」所造成的問題根源。

有一部迪士尼動畫電影——瓦力，描述著未來世界的人住在一艘巨大而設備新穎先進的太空船內，茶來伸手、飯來張口，所有食衣住行育樂只要坐著就可以完成，所以每個人的身材都像顆馬鈴薯一樣圓滾滾的。雖然這個比喻誇張了點，但何嘗不是給現代人一個詼諧的警訊呢？

身為人類，我們都不該忘記——『運動』應該是人類生活的一部分。

但現實忙碌的生活中，許多人在體力上及時間上並無法擁有完整的時間從事像『運動333』（每週運動三次，每次至少三十分鐘，心跳率達一百三十下）那樣的規律運動，所以專家學者就建議，以累積的方式來達到每日所需的身體活動，每次五分鐘，每天累積三十分鐘到一小時的活動量，也能使身體保持健康有活力。

但要如何累積這些活動量呢？除了在上下班通勤途中刻意安排十分鐘步行時間之外，本書所介紹的拉筋操即是非常棒的選擇，拉筋操對我來說就像口渴了倒杯水來喝、想上廁所會花點時間暫停所有動作起身去上洗手間一樣的稀鬆平常。

你可以起床時為了提神醒腦拉拉筋；坐久了身體僵硬疲勞時拉拉筋；手痠了、腳麻了拉拉筋；頭重頭痛拉拉筋；睡不著覺拉拉筋，零碎的時間如等公車、坐捷運、上廁所途中到茶水間喝水、看電視、睡前都可以多加利用，這麼一來要達到三十分鐘以上的活動量就不是難事了！拉筋可以立即性的緩解當下的不適，也能循序漸進的根除身體肩、頸、脊椎、手部、腿部等疼痛僵硬的相關疾病，一舉數得，又簡易上手，何樂而不為呢！

本書設計了消除現代人最常見的十種疑難雜症拉筋操，也編寫了建議特定族群做的拉筋操，建議讀者先將所有動作瀏覽一遍，再針對自己的特殊需求，熟記專屬自己的動作，隨時隨地動一動。

也可將本書放在垂手可得的地方，一有空檔就翻個幾頁，選幾個動作拉一拉，除此之外，一個禮拜當中找個假日，空出一小時比較完整的時間，從頭到尾把書中四十個動作好好做一遍，更可達到打通經絡、通體舒暢的效果。現在就跟著本書一起做一做最簡單、最有效的拉筋紓緩操吧！

目錄 CONTENTS

PART 1
與自己的身體對話

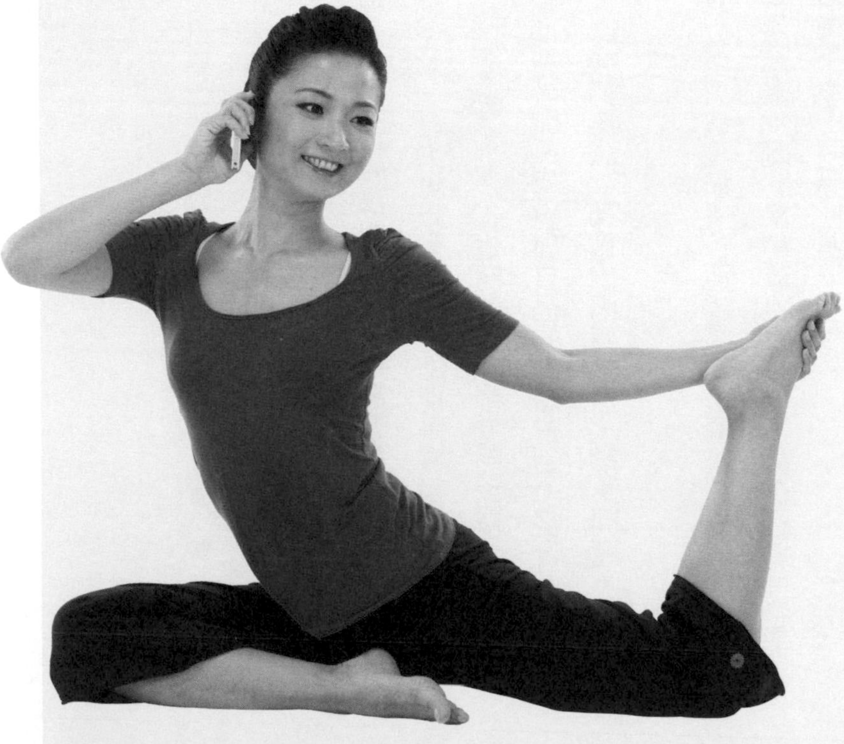

為什麼要認識經絡？

你知道嗎？一般壓力引起的偏頭痛，只要拉拉筋、按按幾個穴道，甚至拿一張痠痛貼布貼在適當的地方，並不需要刻意吃藥，頭痛就能解除。同樣的道理，現代人常見的文明病，如肩頸痠痛、手痠、腳麻、精神不振、頭昏腦脹、五十肩、電腦手和僵直性脊椎炎等，都可以用拉筋按摩的方式來改善，但是要怎麼拉？按哪裡？貼哪裡呢？

人體的經絡錯綜複雜，要全盤理解絕不是一般人可以辦到的，即便是專家學者也不見得能做到把身體骨骼和肌肉組織全都記起來。本書並不是要深入介紹人體經絡有多麼奧妙，而是希望能用最淺顯易懂的方式，幫助讀者開始學會與自己的身體對話，當自己有不適的感覺產生，代表身體正發出警訊，此時我們應該立即做出因應之道、解決問題，而不是強忍痠痛。

我從事瑜伽教學工作十多年，深知有太多人爲痠痛所苦而遍尋不著解決方法，大部分的人默默適應著這些不適感，直到這些警訊漸漸加劇、累積成疾，最後，實在忍無可忍了再到醫院看醫生拿消炎止痛藥吃，陷入治標不治本的惡性循環中。

其實常發生在現代人身上的疼痛往往不是病痛所致，而是文明所帶來的「不平衡」，簡單來說就是固定某個動作時間太長，例如含著胸、駝著背打電腦，而沒有做反方向的闊胸伸展；坐的時間很長，卻沒有花時間站起來走動；重複使用某些肌肉進行工作，卻沒有針對它收縮緊繃的狀態進行舒緩伸展拉長。

文明病就是生活習慣病，只要離開習慣久坐的椅子，站起來拉一拉、動一動，工作一小時，伸展五分鐘，遵循宇宙太極平衡的概念，一切問題都能解決。如果能再學會按摩幾個主要穴點，配合規律運動，就可以活到老，動到老，健康快樂不顯老。

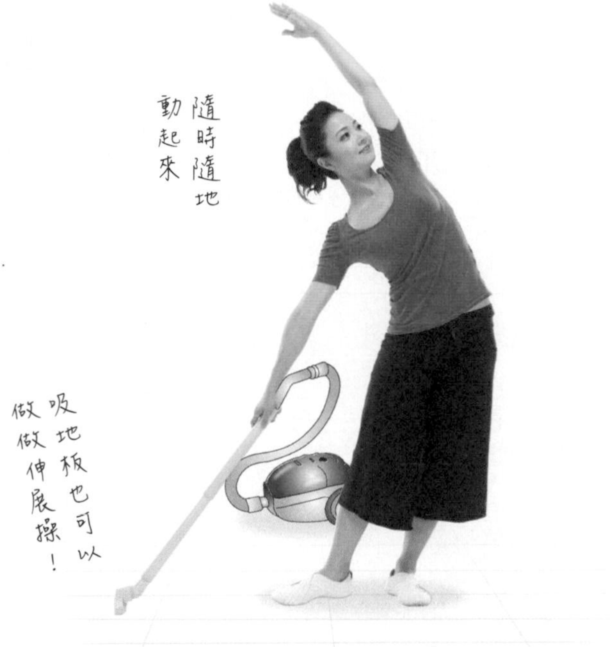
隨時隨地
動起來
吸地板也可以
做做伸展操！

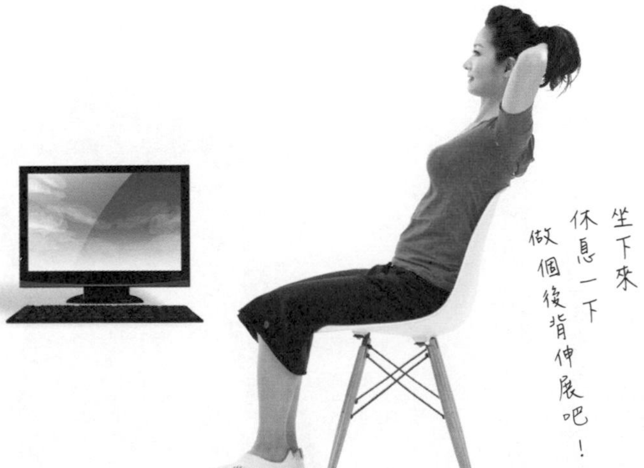
坐下來
休息一下
做個後背伸展吧！

經絡是什麼？
——認識自己的人體經絡地圖

疏通「肺經」強化心肺功能

- 肺經起於中府穴，終至少商穴
- 與肺臟關係密切
- 對應呼吸系統

肺經的屬性爲金，與大腸經相表裡，肺經上的穴位較少，一邊只有十一個，從胸部乳頭上方，接近鎖骨下方的中府穴爲起始，沿著手臂內側，到大拇指前端爲止，這條經絡對應的是肺臟的功能，所以名爲肺經。肺經與人體呼吸系統有關，所以當我們發生咳嗽、氣喘、支氣管炎、呼吸急促、心悸和胸悶等問題時，按壓中府、尺澤及少商這些穴點時可能會感到特別疼痛，表示這些穴點氣淤了，此時可按摩這些穴道，讓氣結解開，同時也可針對肺經做拉筋動作。

疏通經絡可以這樣做

因爲循行路線走在手臂內側，因此上舉手臂於耳後，掌心朝前，停留一段時間，即可達到紓展的效果，使肺經氣血流通順暢，不適的症狀便能得到緩解（參考P34上圖）。

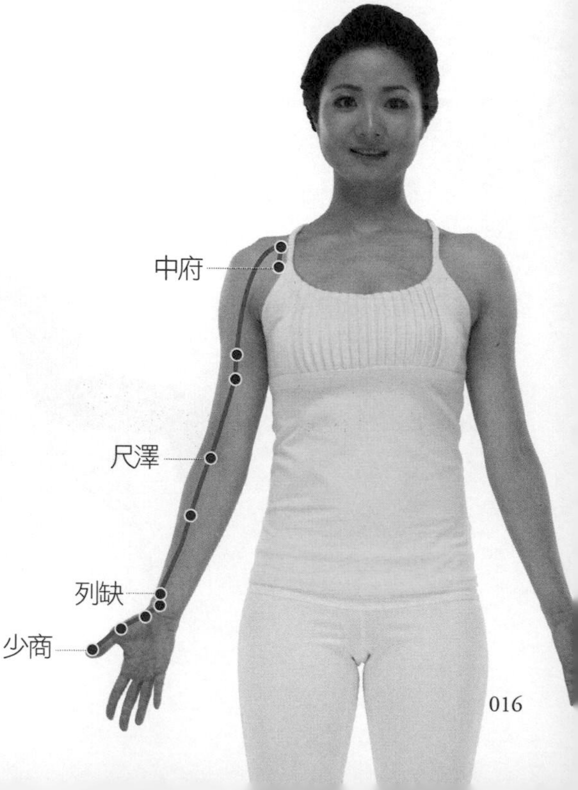

疏通「大腸經」促進腸道健康

・大腸經起於商陽穴，終至迎香穴
・與大腸關係密切
・對應腸道系統

大腸經顧名思義就是和大腸息息相關的經絡，它的屬性爲金，從食指前端的商陽穴開始，順著手臂外側，到鼻翼兩側的迎香穴爲止，這條經絡與肺經互爲表裡，故和呼吸系統的健康也密切相關，如鼻塞、流鼻涕、打噴嚏時按壓迎香穴能得到舒緩；除此之外，大腸經主治皮膚病和腸胃病，經常以伸展、按摩、刮痧等方法促進大腸經的氣血流通，可逐漸改善皮膚問題，並保健腸胃道健康。

疏通經絡可以這樣做

若要伸展手臂外側的經絡，只要將手臂至於胸前，伸直平舉，再用另一隻手幫忙向內壓，即可感覺到手臂外側得到伸展，而同在手臂外側的大腸經、小腸經和三焦經就可以同時疏通囉（P34下圖）！

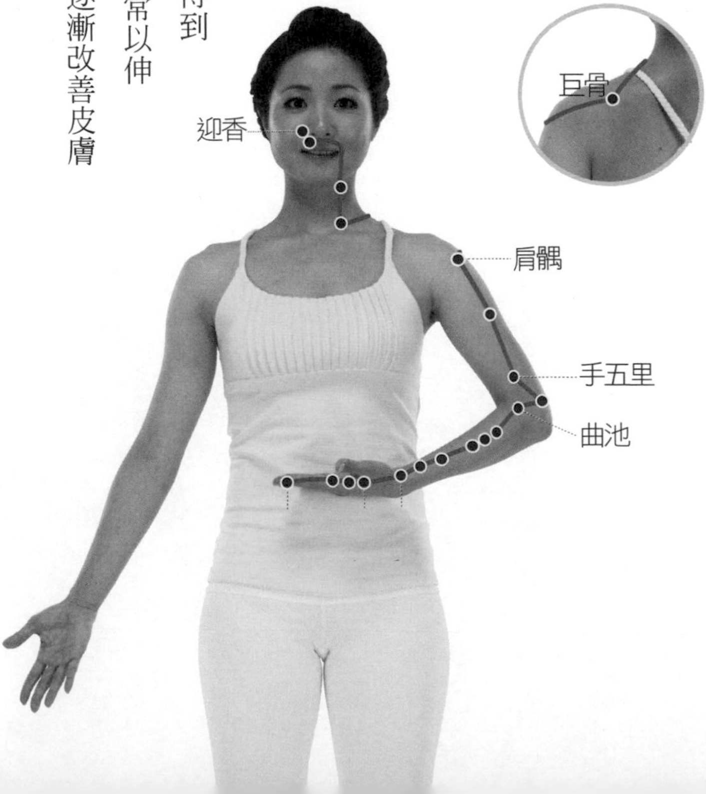

疏通「任脈」調節五臟六腑

・任脈起於會陰穴，終至承漿穴
・調和陰經

任督二脈屬於奇經八脈，五臟六腑均由任督二脈來調節，我們常聽見打通任督二脈，就是促使這兩條經脈氣血運行活絡順暢，提供五臟六腑更充沛的能量，以維護正常運作。任脈是位於人體軀幹前側的一條正中線，起於會陰，沿著恥骨往上循行，與督脈在人中交會。任脈是陰脈之海，有調節全身六條陰經的作用，與下焦的病症及女性的生殖功能有關。

疏通經絡可以這樣做

因爲在身體前側正中央，所以擴胸、後仰的動作對於伸展任脈是很有效的。

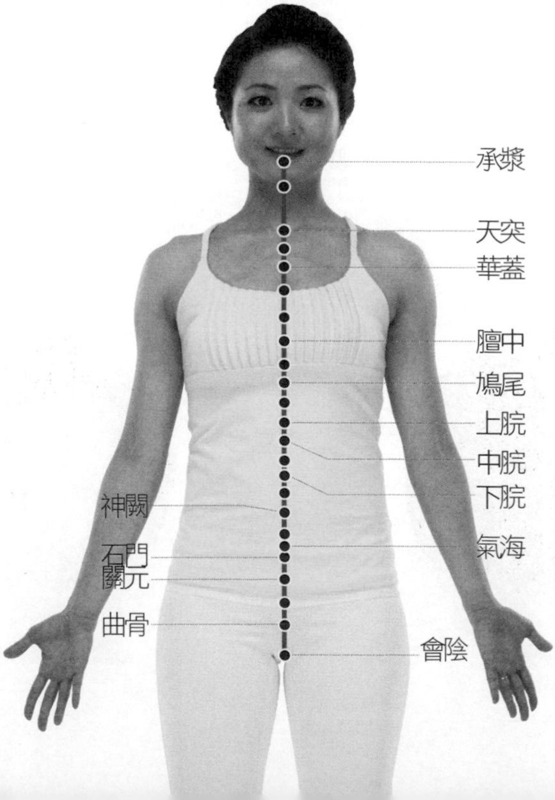

疏通「督脈」固護陽氣

· 督脈起於長強穴，終至齦交穴

· 調和陽經

督脈與任脈同樣起於會陰，經尾骨下端長強穴，循脊椎往上走，順著軀幹正中央運行，經過頭頂、前額、鼻梁至人中的位置。督脈是諸陽之會，也就是說六條陽經交會於此，所以督脈有調節陽經氣血的作用，也稱陽脈之海。陽氣就像是身體的衛兵，陽氣旺盛的人抵抗力強，可以把外界的邪氣、病毒等疑難雜症抵禦在外，使身體不易生病、自我康復的能力也比較強，可見得保健督脈，使其運行順暢的重要性。

疏通經絡可以這樣做

因爲位於軀幹正後方，所以只要是身體向前彎曲的動作都能激發督脈的運行，除了經常舒展督脈以固護陽氣外，平時也應注意自己的體態，挺直脊樑，不彎腰駝背，才能展現精氣神，使自己看起來精神飽滿、活力充沛。

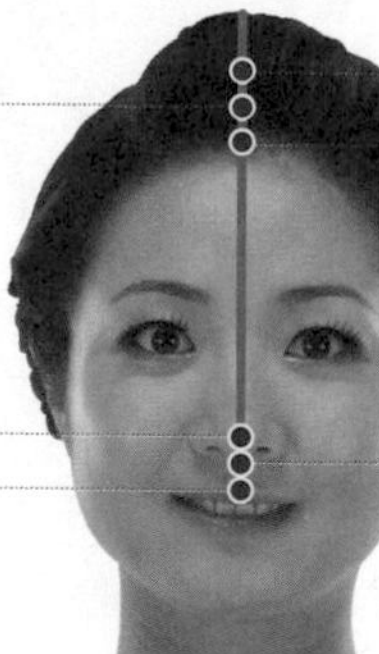

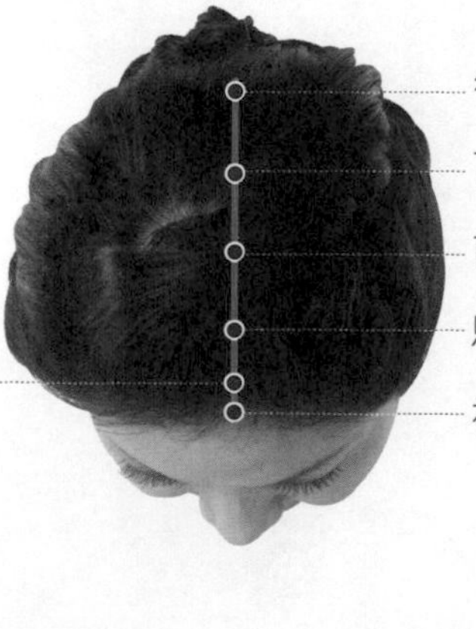

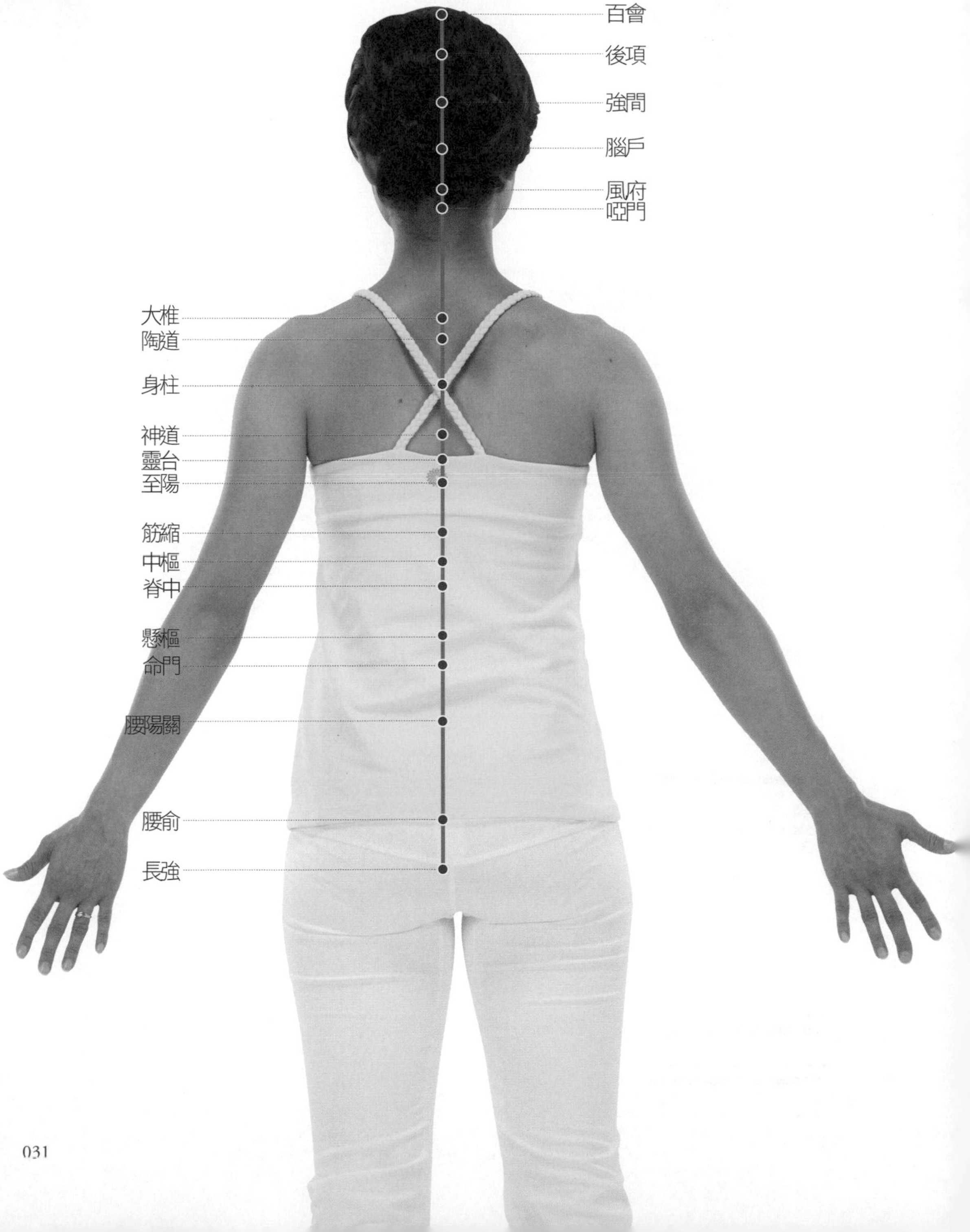
百會
後項
強間
腦戶
風府
啞門
大椎
陶道
身柱
神道
靈台
至陽
筋縮
中樞
脊中
懸樞
命門
腰陽關
腰俞
長強

伸展身體、疏經活絡

我們已經認識身體的經絡位置，提昇自己的身體知覺了，接下來就能開始爲自己解決身體不適的症狀，當我們身體有不適時，便能認知到是哪一條經絡或哪一部分的穴道瘀住了，再針對該部位做伸展的動作，達到疏經活絡，緩解不適的效果。

軀幹部分

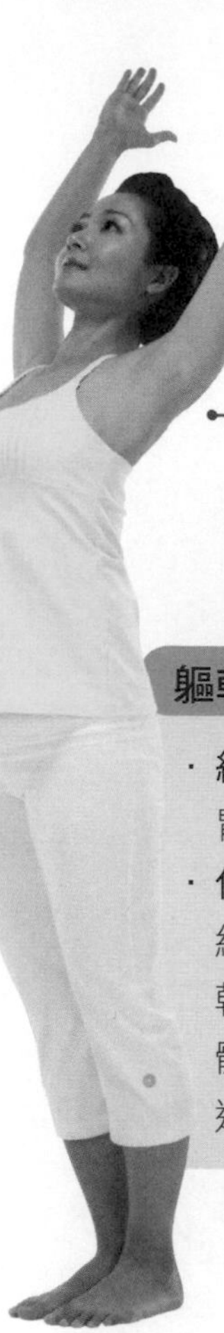

雙手舉起，由前往後仰起

軀幹前側

- **經絡**：任脈、腎經、胃經、脾經的動作
- **伸展動作**：這幾條經絡流經上半身（即軀幹）正面，所以當身體後仰時，即可疏通這四條經絡。

虛線代表陰經
實線代表陽經

(陰)肺經-(陽)大腸經

(陰)心包經-(陽)三焦經

(陰)心經-(陽)小腸經

(陰)脾經-(陽)胃經

(陰)肝經-(陽)膽經

(陰)腎經-(陽)膀胱經

(陰)任脈-(陽)督脈

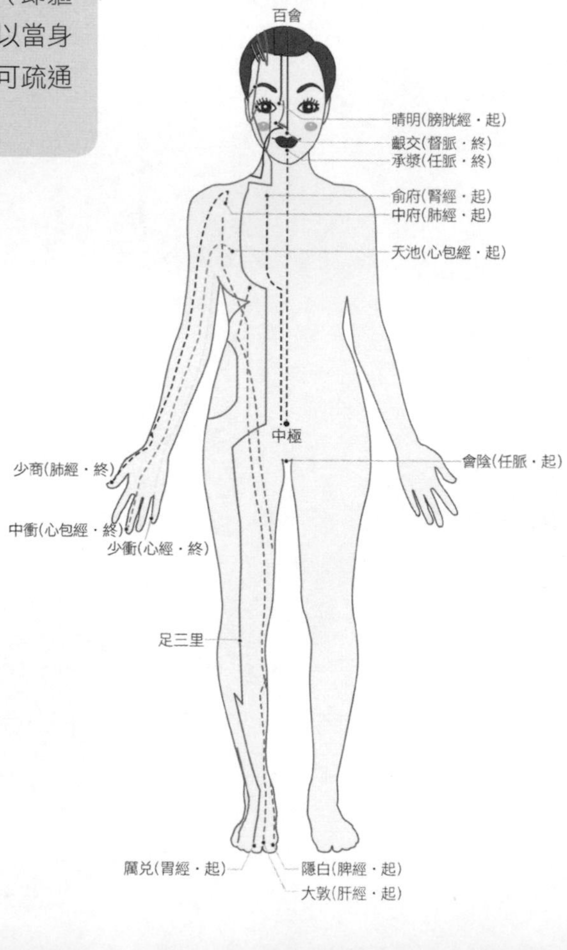

前彎，腳伸直

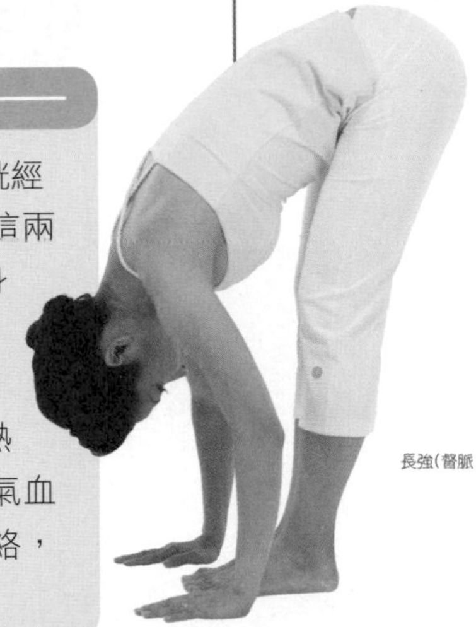

身體後側

- **經絡**：督脈、膀胱經
- **伸展動作**：由於這兩條經絡是位於身體背面，當身體前彎時，整個背部到腿後側都會熱熱麻麻的，表示氣血流通於這兩條經絡，使之疏通。

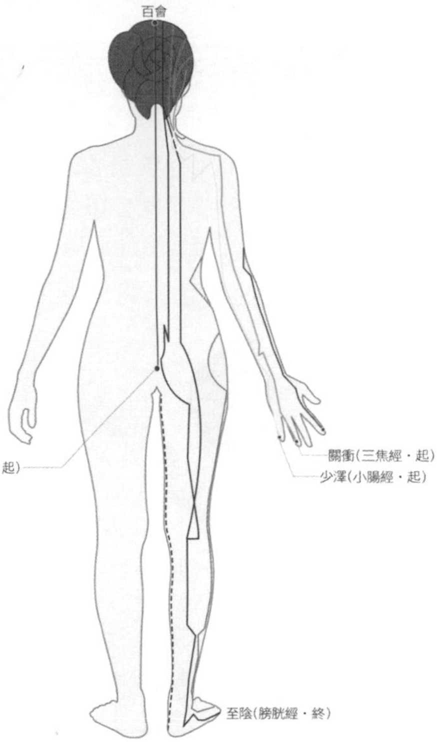

軀幹部分

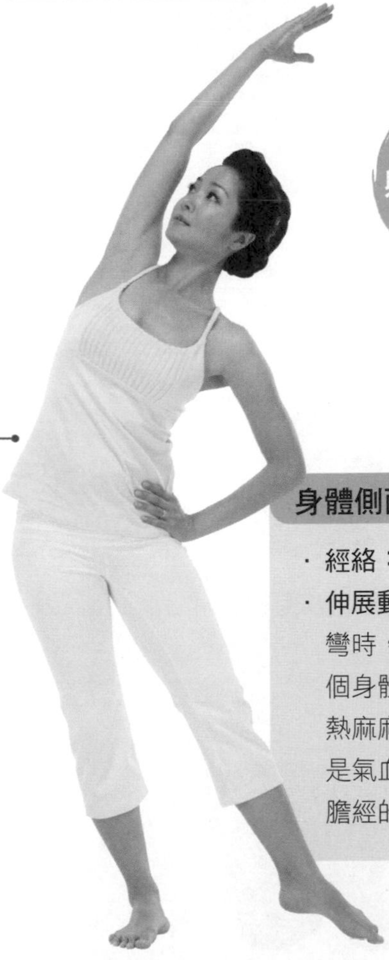

身體保持在平面上作側伸展

身體側面

- **經絡**：肝經、膽經
- **伸展動作**：當身體側彎時，肩膀到腰部整個身體側面都會有熱熱麻麻的感覺，這就是氣血流通於肝經和膽經的感覺。

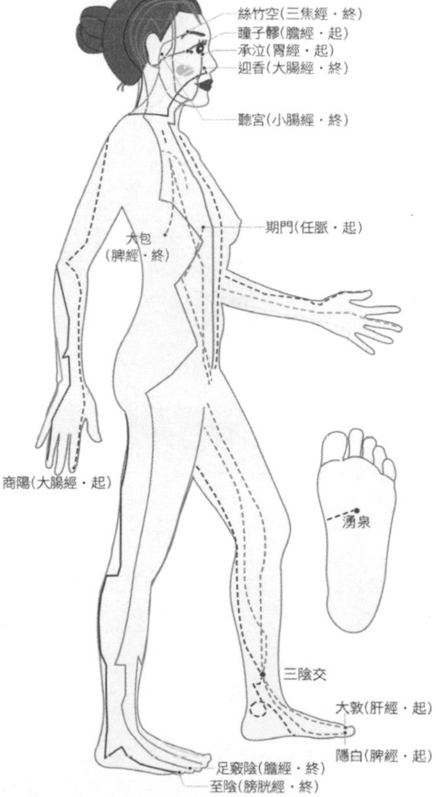

手臂的內側

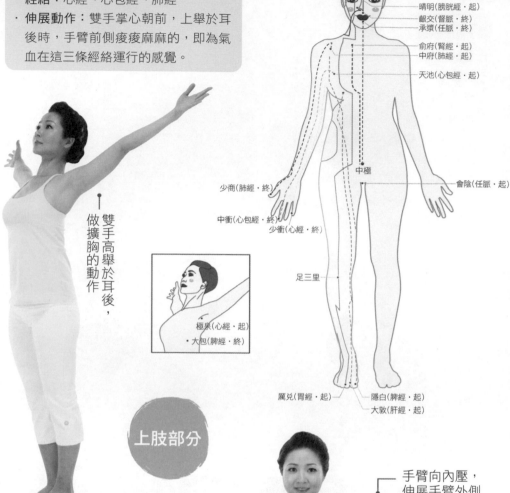

- **經絡：**心經、心包經、肺經
- **伸展動作：**雙手掌心朝前，上舉於耳後時，手臂前側痠痠麻麻的，即為氣血在這三條經絡運行的感覺。

雙手高舉於耳後，做擴胸的動作

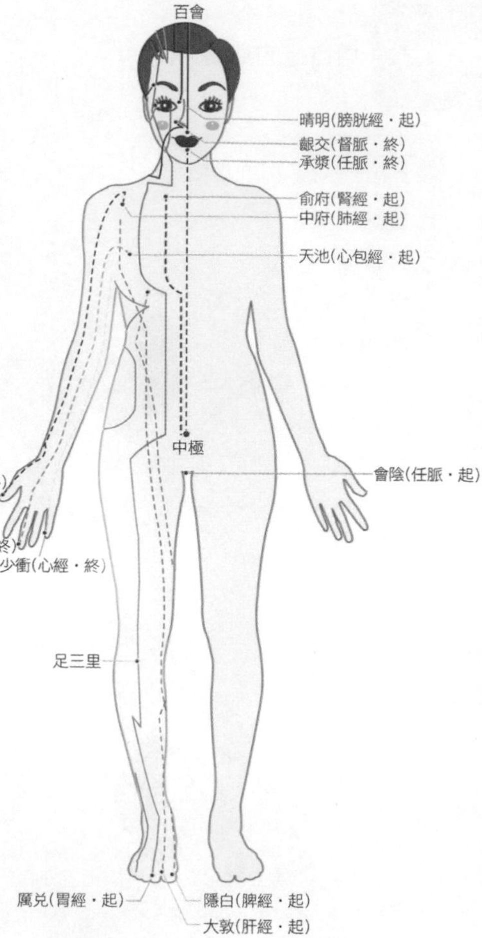

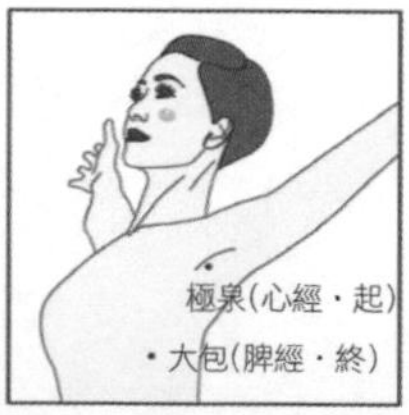

上肢部分

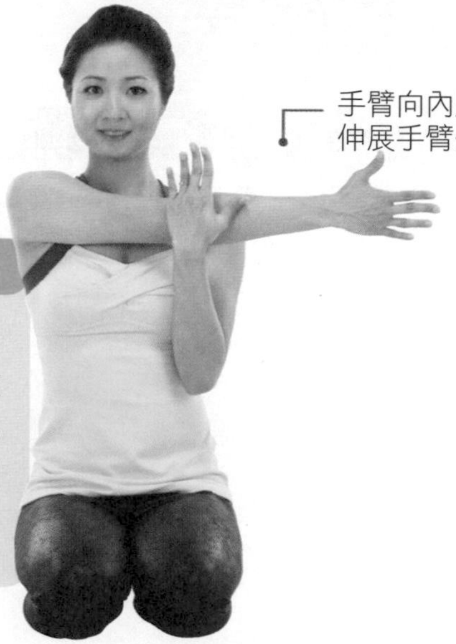

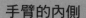

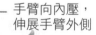

手臂向內壓，伸展手臂外側

手臂的外側

- **經絡：**大腸經、三焦經、小腸經
- **伸展動作：**當掌心朝內，手臂在胸前伸直平舉時（另一手需協助向內按壓固定），會使手臂外側的這三條經絡得到伸展。

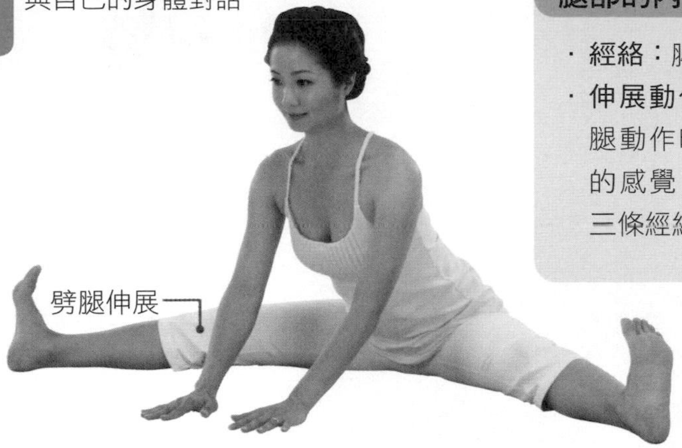

腿部的內側

· **經絡**：脾經、肝經、腎經
· **伸展動作**：雙腳張開做劈腿動作時，腿部內側痠麻的感覺，就是氣血運行這三條經絡的感覺。

下肢部分

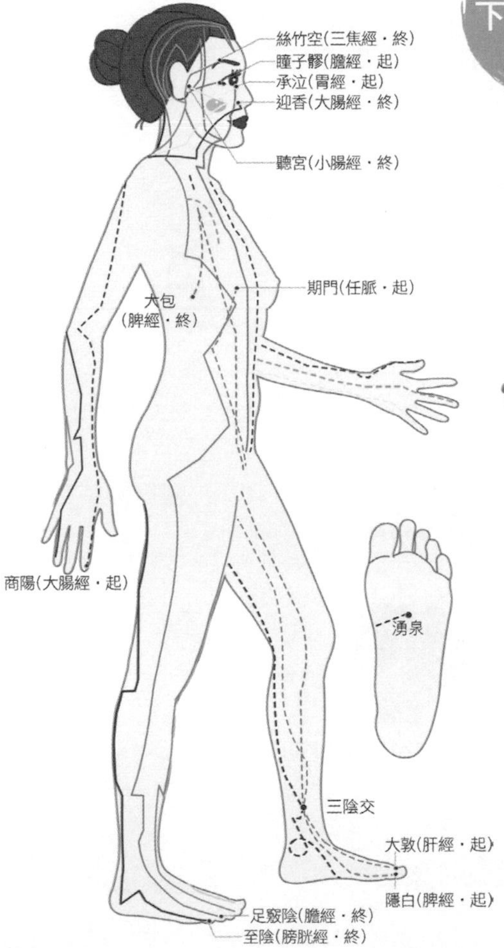

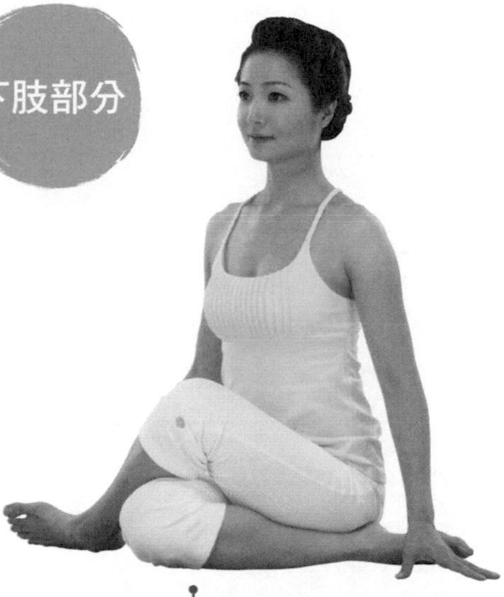

腿部的外側

· **經絡**：膽經
· **伸展動作**：盤腿時，腿部的外側會有伸展的感覺，也就是疏通膽經的感覺。

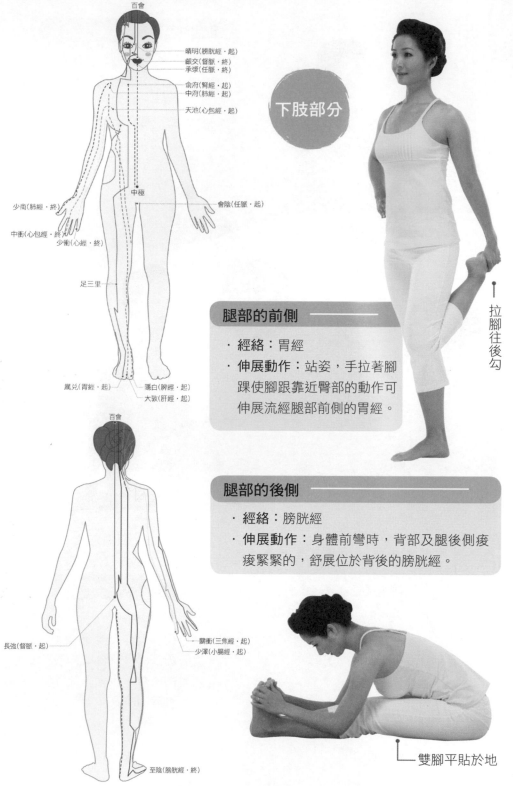

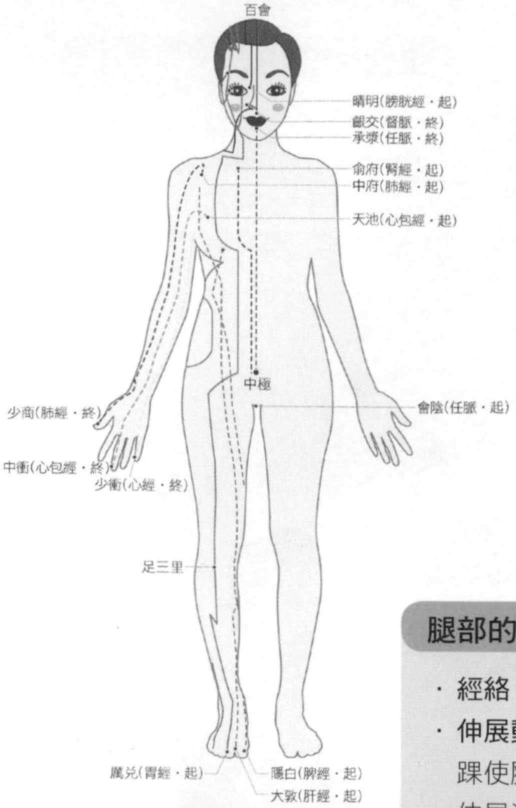

下肢部分

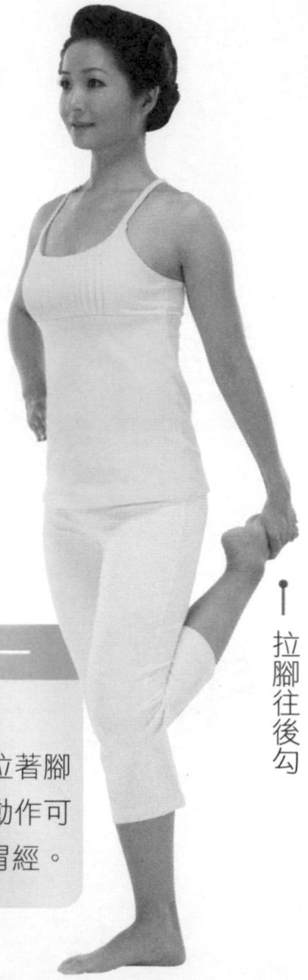

腿部的前側

- **經絡：**胃經
- **伸展動作：**站姿，手拉著腳踝使腳跟靠近臀部的動作可伸展流經腿部前側的胃經。

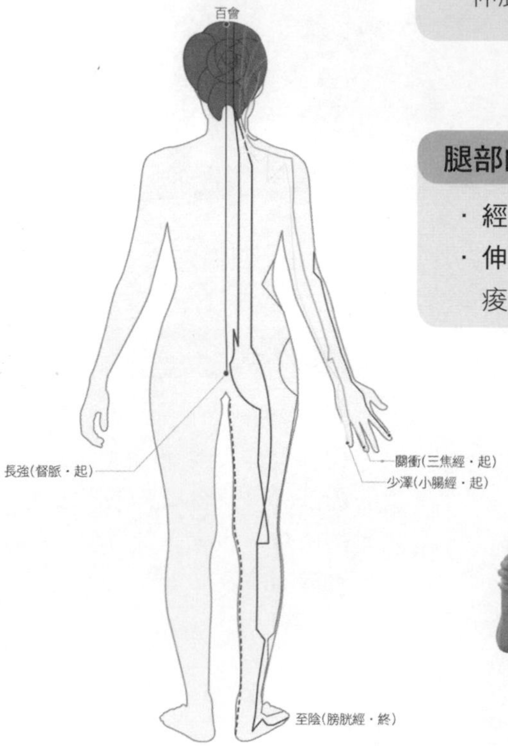

腿部的後側

- **經絡：**膀胱經
- **伸展動作：**身體前彎時，背部及腿後側痠痠緊緊的，舒展位於背後的膀胱經。

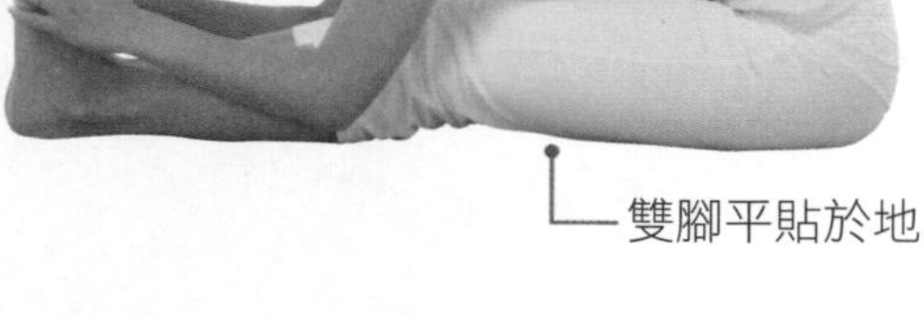

PART 2 準備動作篇

今天開始
讓拉筋操守護你的健康

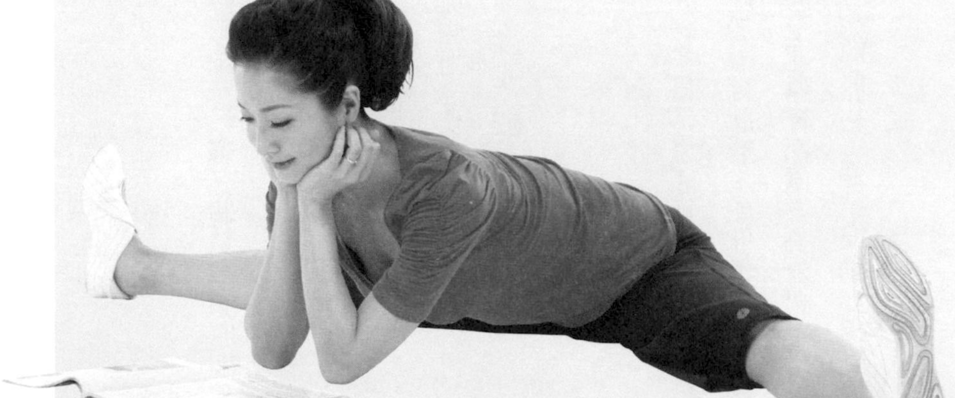

做對拉筋伸展操的幾個原則

因為這些動作都相當簡單，所以幾乎百無禁忌，想到就能做一做，只有三個基本的原則需要特別留意，把握這三個原則，所有動作做起來都會非常舒服而有效！

原則1 呼吸

呼吸要緩慢而有規律，深吸——深吐——，每次呼吸最好能超過五秒，經常運動的人可以試著讓呼吸一次的時間長達十秒，每一個動作都停留五次深長的呼吸，總共約三十秒以上。

原則2 放鬆

我們經常不知不覺的皺眉和聳肩，這兩個部位的緊繃，造成許多日常生活不必要的身心壓力，很多人常常皺眉，使眉心的位置出現兩條痕跡，表示頭部長期處於緊繃狀態，如此很可能引發頭痛和憂鬱的症狀；而肩膀更是多數人最無法放鬆的部位，有些人甚至連睡覺都還聳著肩呢！所以當我們在做拉筋操時，要特別提醒自己眉頭鬆開、肩膀下壓，如此才能真正透過拉筋動作達到舒壓效果。

原則3 平衡

太極平衡的概念在瑜伽運動中是非常被強調的，簡單來說就是所有動作有左就有右，有前就有後，且一邊停留多久、伸展到什麼程度，另一對稱邊就要儘量相同。

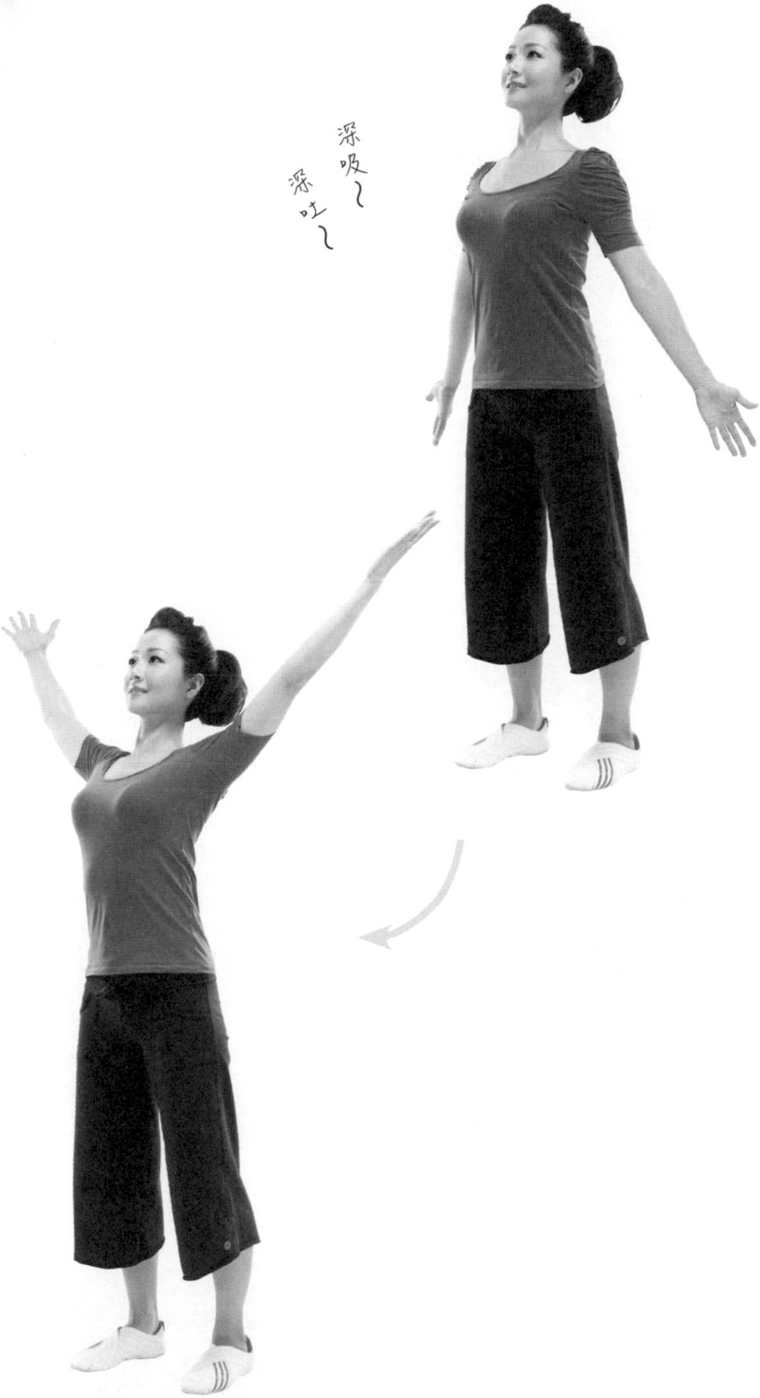

最需要做拉筋操的人

上班族

長期需要久坐在電腦桌前的上班族，因為經常固定在同樣的姿勢工作，四肢末梢氣血循環不良，且長期使用同樣的幾根手指來按滑鼠、打鍵盤，容易造成手麻及腳麻的困擾，除此之外，工作壓力使得肩頸容易緊繃用力，整天無法放鬆，若再加上坐姿不良，有駝背彎腰的情況，那麼頸僵硬痠痛、頭腦昏沉也是必然的！每坐一小時，至少要起身走動一次，無論坐在椅子上伸展筋骨，或站起來拉拉筋，都能很有效地避免或消除上班族常見的不適症狀。

本書所介紹的拉筋操，就是希望可以幫助上班族朋友利用零碎時間做做運動，與其繼續坐著忍受痠痛，不如先暫停工作五分鐘，讓身體經絡活絡起來，不但使身體健康，更可促進工作效率喔！

最適合上班族的 8 個動作

- 擴胸按摩肩膀，提神又醒腦→椅子擴胸操
- 拉拉腿筋，消除蘿蔔腿→椅子前彎操
- 做做側伸展，消除肩頸壓力→椅子側伸展操
- 扭轉脊椎，放鬆背部壓力→椅子扭轉操
- 伸展頸部，告別頸部僵硬→頸部伸展操、舉手點頭操
- 壓壓背，上背緊繃立即緩解→桌子式伸展
- 氣血回流頭部，頭昏腦脹不要來→三角式前彎

1 椅子擴胸操（詳見P69）

椅子坐滿，肩胛骨下端靠著椅背，身體放鬆往後躺。

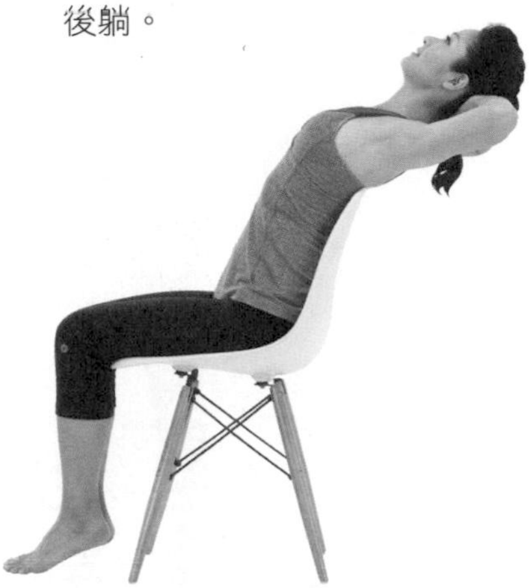

擴胸按摩肩膀，提神又醒腦

2 椅子前彎操（詳見P70）

坐椅子三分之一，身體前傾讓腹部靠緊大腿。

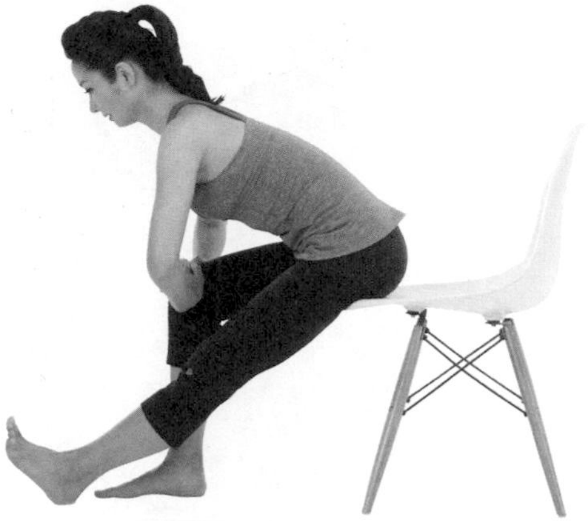

拉拉腿筋，消除蘿蔔腿

4 椅子扭轉操（詳見P72）

下半身穩定，扭轉上半身，手扶椅背往後看。

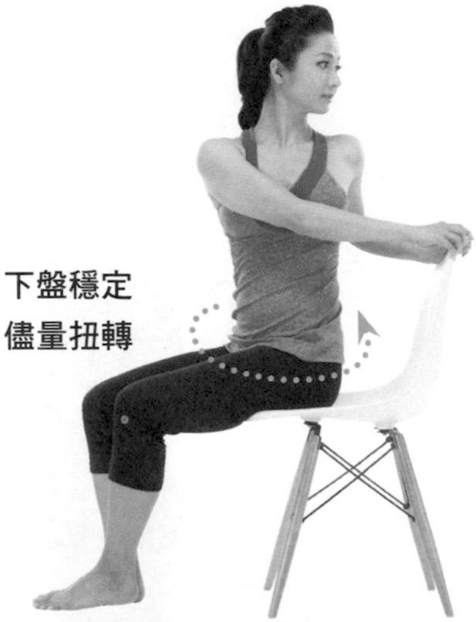

扭轉脊椎，放鬆背部壓力

3 椅子側伸展操（詳見P71）

手輕扶頭部，身體往側面傾斜。

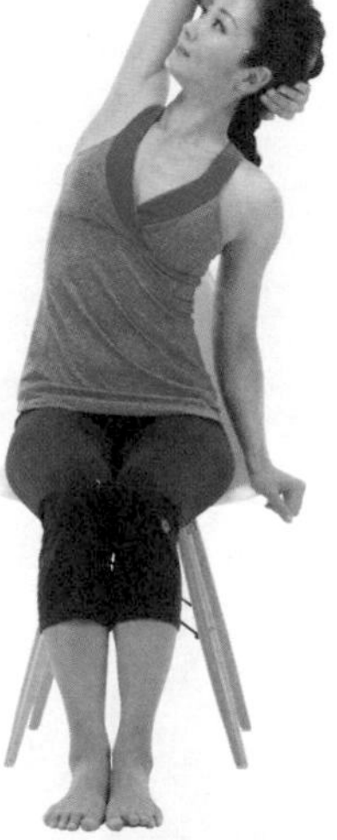

做做側伸展，消除肩頸壓力

5 **頸部伸展操**（詳見P75）

將頭往斜前方壓。

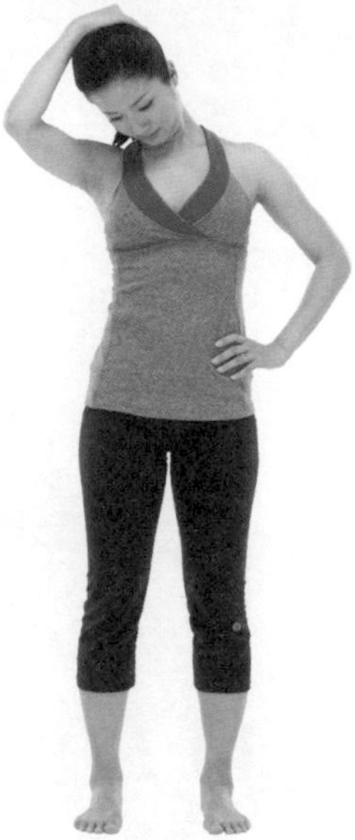

伸展頸部，告別頸部僵硬

6 **舉手點頭操**（詳見P76）

點頭使下巴靠近胸口，雙手儘量往後擴開。

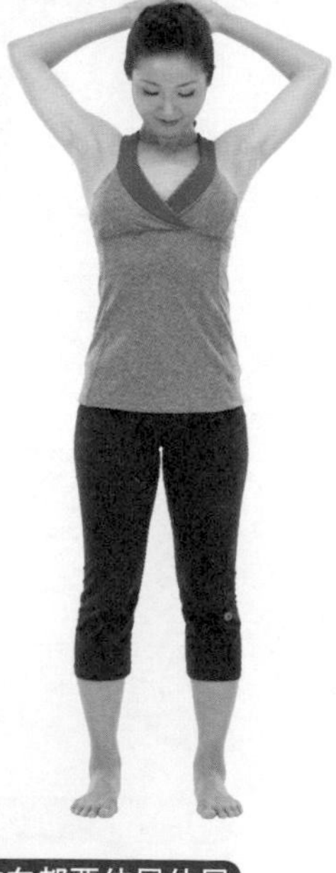

記得每一個方向都要伸展伸展

7 **桌子式伸展**（詳見P96）

扶牆，使身體與地面平行，腿與地面垂直，再慢慢將背部放鬆下壓。

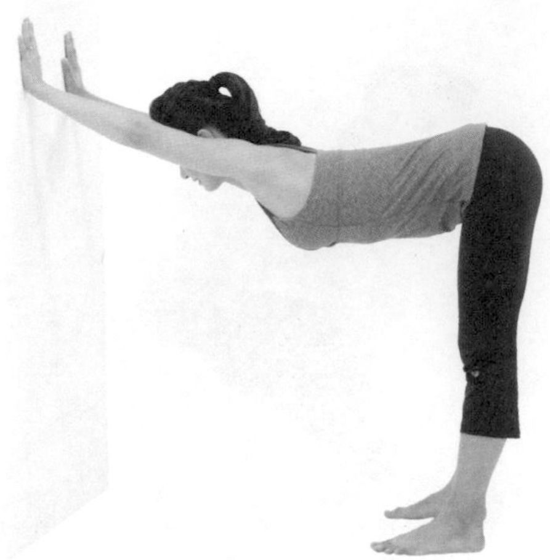

壓壓背，上背緊繃立即緩解

8 **三角式前彎**（詳見P77）

雙腳張開1.5倍肩寬，身體放鬆向前彎曲。

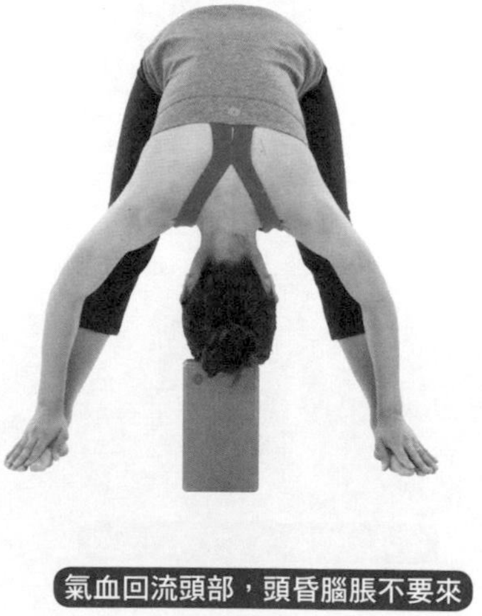

氣血回流頭部，頭昏腦脹不要來

家庭主婦

家庭主婦最常做的動作不外乎身體往右斜一邊，彎著腰做清掃的工作，使腰痠成為必然的症狀，若不與理會，忍著痠痛繼續工作，很快地上背肩頸也會跟著痠痛起來；媽媽們也經常買菜提重物，或者時常抱著孩子，產生常見問題「媽媽手」。若經常使用同樣的手部肌肉，沒有做一些伸展按摩的動作，氣血就容易瘀滯在某些特定的部位，造成手麻，甚至疼痛。

家庭主婦相較於上班族，比較能夠自己安排時間，若每天可以空出二十～三十分鐘做做拉筋操，早晚各做一回，讓自己全身經絡保持順暢，神清氣爽，生活品質也能因此而提昇喔！

最適合家庭主婦的 8 個動作

- 訓練核心肌群，體態優雅輕盈→棒式
- 塑腰提臀，保持纖細好身材→反向棒式
- 扭轉身體，消除全身的疲勞→脊椎扭轉操
- 把胸口擴開，使抑鬱在胸口的壓力舒展開來→毛巾擴胸操
- 疏通手臂前側經絡，心情常保愉快→肩關節伸展操
- 雕塑腰部和手臂的線條→毛巾側伸展
- 放鬆頭部肩頸的緊繃感→前彎毛巾操
- 強化腿部肌力，增進脊椎柔軟度→扶牆舞蹈式

1 **棒式**（詳見P102）

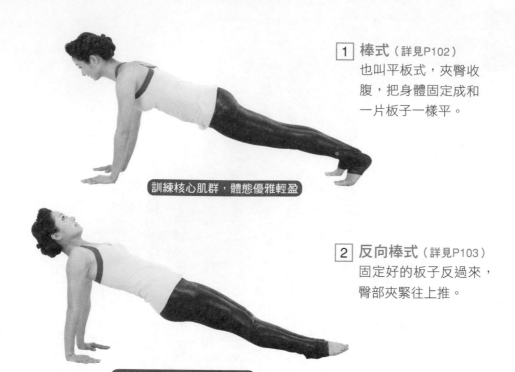

也叫平板式，夾臂收腹，把身體固定成和一片板子一樣平。

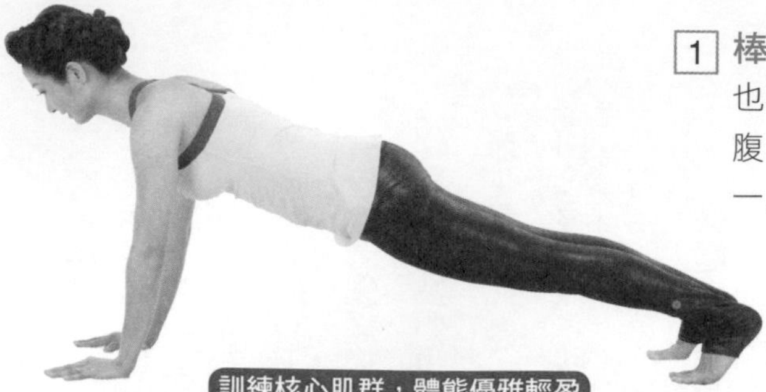

訓練核心肌群，體態優雅輕盈

2 **反向棒式**（詳見P103）

固定好的板子反過來，臀部夾緊往上推。

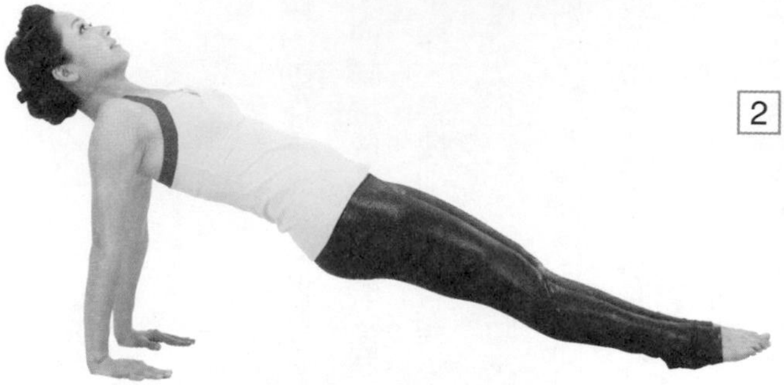

塑腰提臀，保持纖細好身材

3 **脊椎扭轉操**（詳見P111）

平躺下來，右手扶膝，左手抓腳背，再將左肩往下壓，使身體扭轉開來。

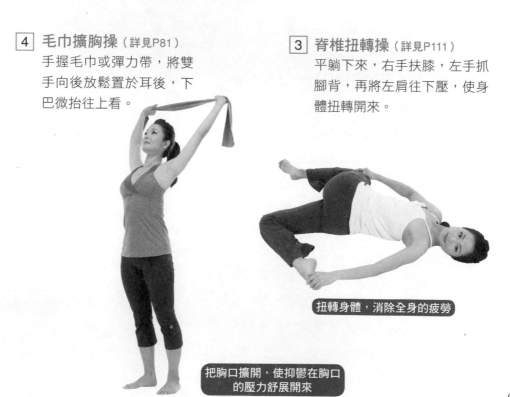

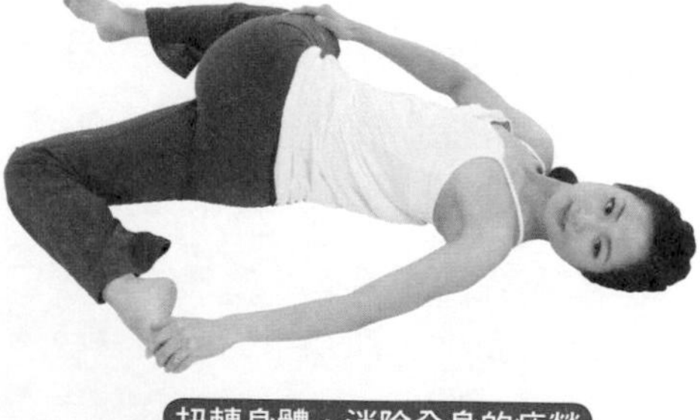

扭轉身體，消除全身的疲勞

4 **毛巾擴胸操**（詳見P81）

手握毛巾或彈力帶，將雙手向後放鬆置於耳後，下巴微抬往上看。

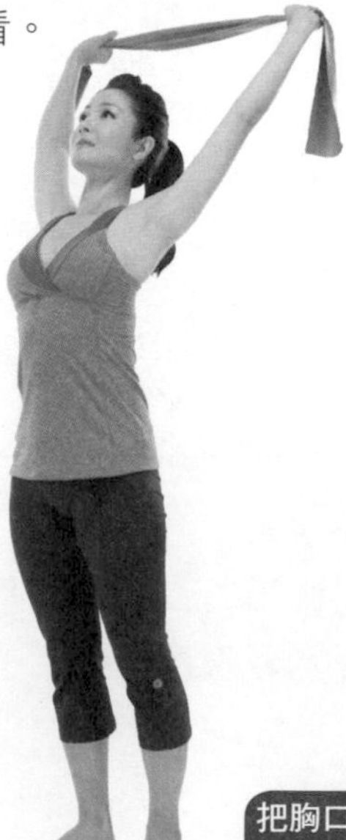

把胸口擴開，使抑鬱在胸口的壓力舒展開來

5 肩關節伸展操

（詳見P83）

延續圖4繼續抓住毛巾，其中一隻手臂放鬆枕於頭後方，另一隻手將毛巾向下拉。

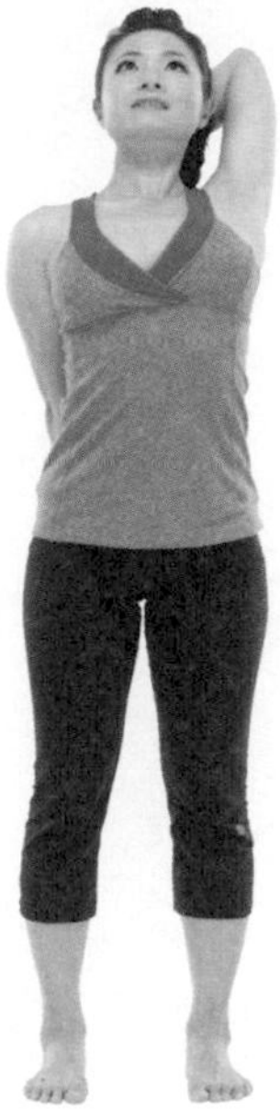

疏通手臂前側經絡，心情常保愉快

6 毛巾側伸展 （詳見P84）

延續圖5，臀部往側面推，身體則往另一邊傾斜。

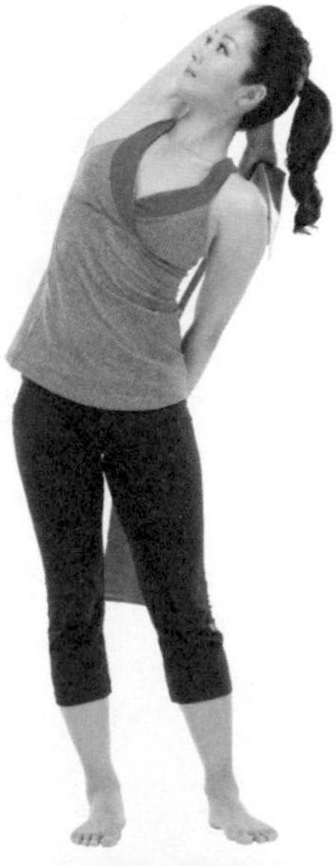

雕塑腰部和手臂的線條

7 前彎毛巾操 （詳見P86）

身體向前彎曲，使雙手往下垂下來放鬆。

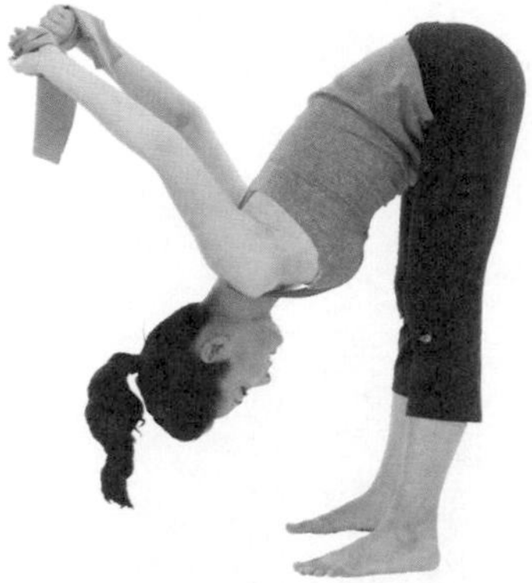

放鬆頭部肩頸的緊繃感

8 扶牆舞蹈式 （詳見P93）

右手扶著牆向上延伸，左手抓腳背往上延伸。

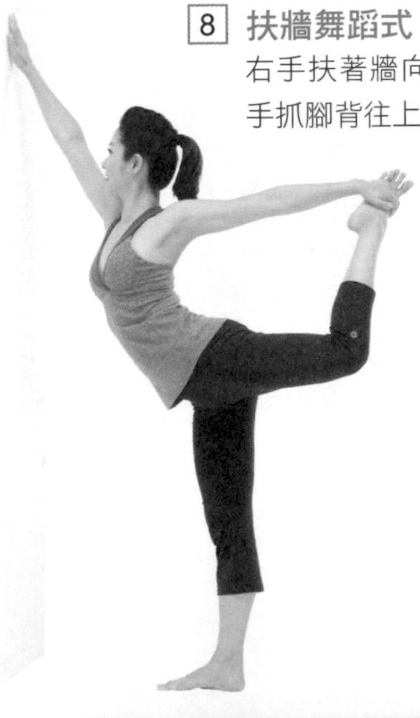

強化腿部肌力，增進脊椎柔軟度

勞力工作者

長期勞力工作的讀者最需要藉由拉筋伸展放鬆疲累一天的肌肉，勞力工作必定是重複使用著某一些大肌肉，很容易造成乳酸堆積而使得肌肉痠痛。

拉筋是避免今日疲勞造成隔天乳酸堆積而痠痛好幾天的最好方法，按壓那些乳酸堆積的肌肉會有痠痛的感覺，其實和中醫講的氣瘀是類似的，爲了減緩或避免痠痛，疲累工作了一天後，睡前伸展拉筋是很重要的，不但可以避免肌肉痠痛，更可使身體肌肉放鬆開來，提昇睡眠品質。

最適合勞力工作者的 8 個動作

- 有牆壁幫忙，伸展更EASY→背後握手擴胸
- 消除手臂和腰部的疲勞→拉手肘側伸展
- 把一整天累積在背部的痠痛舒展開來→牛貓式
- 按摩頭部穴道，伸展頸部，使氣血流通順暢→兔式
- 疏通膀胱經，背部不僵硬→坐姿前彎
- 伸伸懶腰，肩膀疲勞全消失→貓伸懶腰
- 睡前讓身體肌肉全都放鬆開來→脊椎扭轉操
- 讓自己通體舒暢的進入夢鄉吧！→弓式

1 背後握手擴胸（詳見P91）

背對著牆站立，雙手互握貼牆，慢慢向上移動。

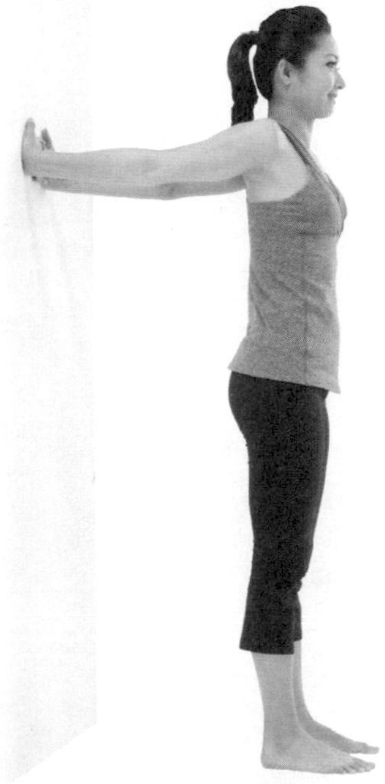

有牆壁幫忙，伸展更EASY

2 拉手肘側伸展（詳見P97）

拉著手腕往側面延伸，臀部則往另一邊推。

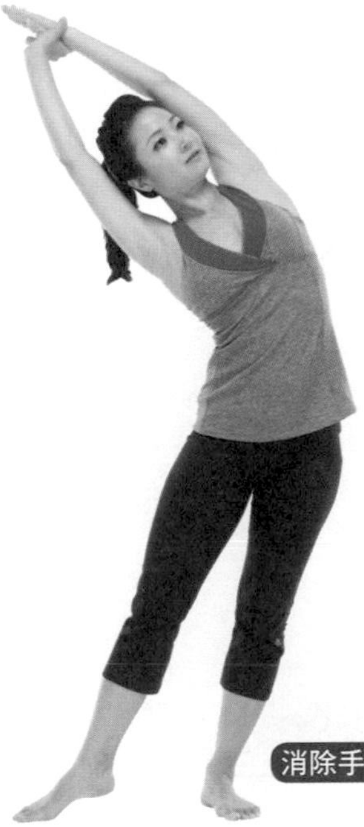

消除手臂和腰部的疲勞

3 牛貓式（詳見P99）

四足跪姿，配合呼吸，脊椎上下做深度的伸展。

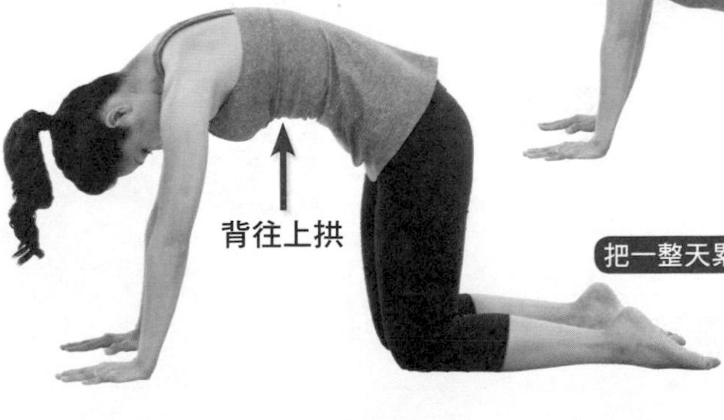

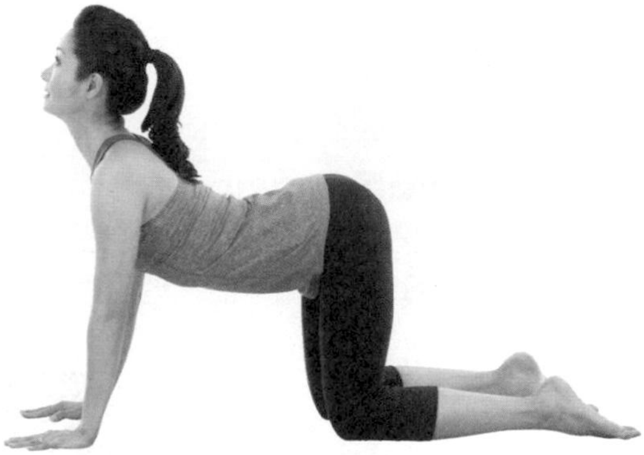

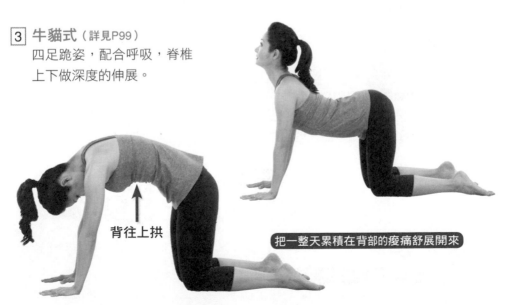

把一整天累積在背部的痠痛舒展開來

4 兔式（詳見P78）

從嬰兒式開始，緩慢地配合呼吸，前後滾動頭部。

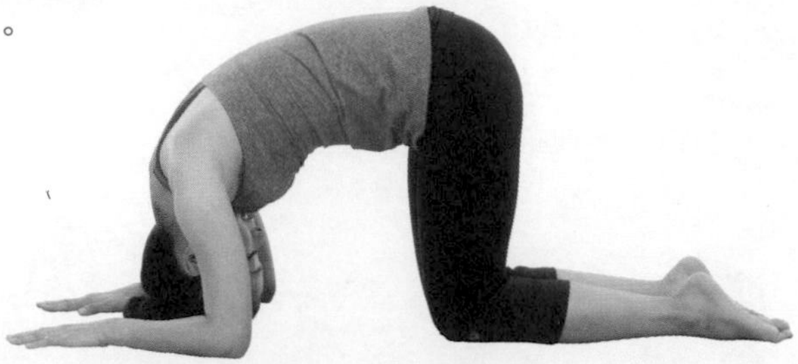

按摩頭部穴道，伸展頸部，使氣血流通順暢

5 坐姿前彎（詳見P64）

雙腳伸直坐正，抬頭挺胸往前彎。

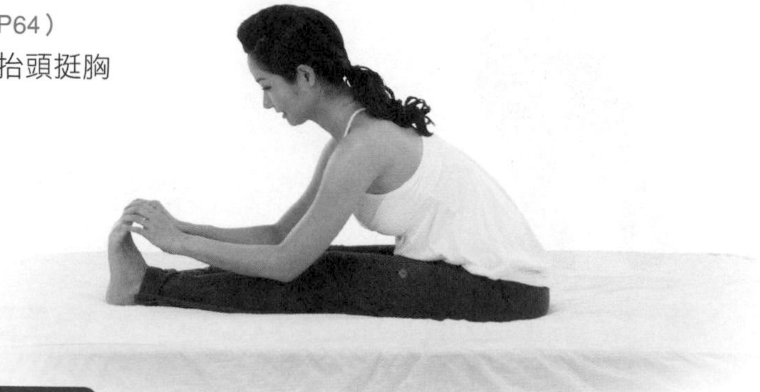

疏通膀胱經，背部不僵硬

6 貓伸懶腰（詳見P108）

跪姿，大腿垂直地面，身體往前放鬆趴下，使胸和下巴往地面靠近。

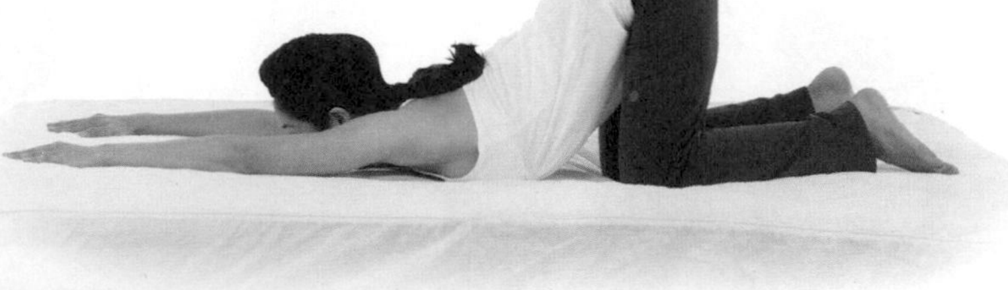

伸伸懶腰，肩膀疲勞全消失

7 脊椎扭轉操（詳見P110）

平躺下來，右手扶膝，左手抓腳背，將左肩往下壓，使身體扭轉開來。

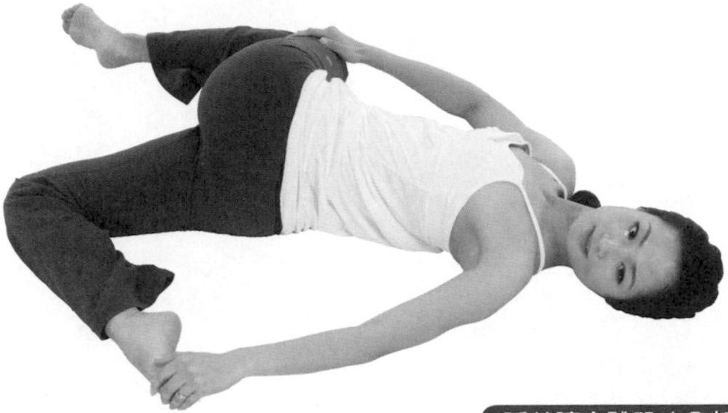

睡前讓身體肌肉全都放鬆開來

8 弓式（詳見P109）

雙手分別抓住腳踝，上半身放鬆，雙腳向後踢開，帶動身體往後伸展。

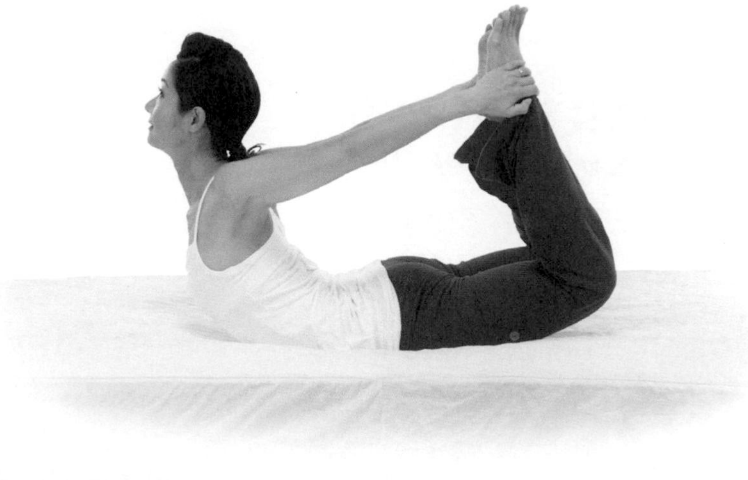

讓自己通體舒暢的進入夢鄉吧！

長者

隨著年齡的增加，身體機能逐漸退化，筋骨愈來愈僵硬是很自然的現象。最常見的老人病如五十肩、脊椎僵硬、退化性關節炎等問題使得老年人行動變得緩慢不便，其實如果能在老化前就開始持續運動，可以非常有效地減緩退化現象，提昇並保持體適能，讓身體忘記老化，到了七老八十還是能保有健壯的體魄，我曾經教過最老的學生有八十五歲，他那健步如飛、聲如宏鐘的模樣，許多年輕人都還無法媲美呢！所以規律運動，伸展拉筋是愈早開始愈好喔！身體已經出現一些病痛的長者，也不用擔心，從現在開始也不遲，本書所介紹的動作都是非常簡單易做的，只要跟著舉舉手、闊闊胸，就可以避免或改善五十肩；經常讓脊椎做前後、左右的彎曲，及扭轉的動作，就可保健脊椎，避免並改善脊椎僵直的問題；拉拉腿部肌肉，增加腿部肌力就可使起身更敏捷，使膝蓋痠痛或退化性關節炎的毛病獲得紓緩。

老年人比任何人都需要拉筋伸展活絡筋骨，想讓老年生活有活力又有品質，動就對了！千萬別讓身體順其自然的退化囉！

最適合長者的八個動作

- 增加腦部含氧量→舉手擴胸
- 疏通肝經和膽經，保持好氣色→側身展
- 動動手掌，刺激末梢神經，使氣血順暢→手臂伸展操
- 伸展肩關節，和五十肩說掰掰→雙手背後互握
- 疏通心經、肺經、心包經，保養心肺功能→肩關節伸展操
- 疏通任脈，通體舒暢→展開雙臂深呼吸
- 疏通督脈及膀胱經，改善腰酸背痛→坐姿扭轉
- 保持脊椎彈性，永遠健步如飛→牛貓式

1 **舉手擴胸**（詳見P65）
抬頭挺胸，雙手舉高深呼吸。

2 **側伸展**（詳見P66）
半劈腿坐正，雙手向上伸直舉起互握，抬頭挺胸往側面伸展。

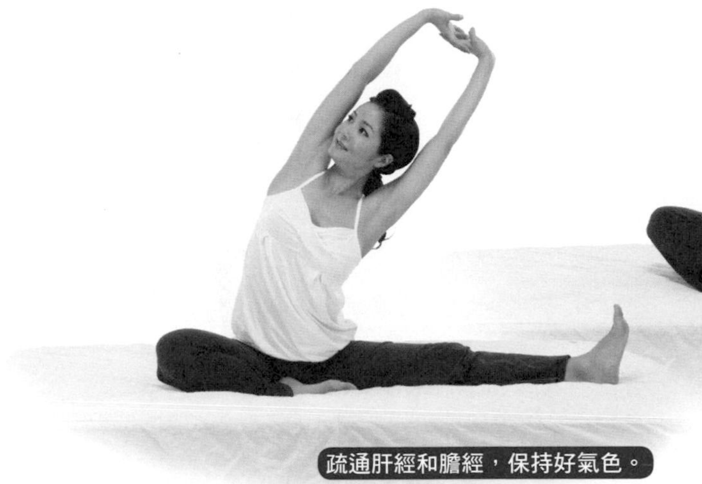

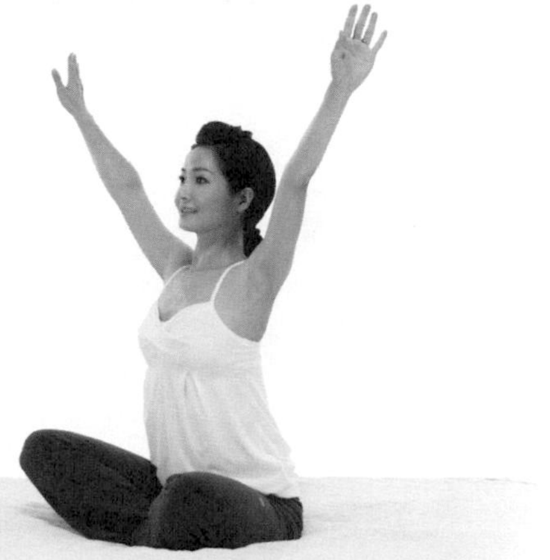

增加腦部含氧量

疏通肝經和膽經，保持好氣色。

3 **手掌開合運動**（詳見P116）
手掌用力打開，再用力扎緊往下壓，兩個動作交替5～8次。

4 **雙手背後互握**（詳見P117）
使用瑜伽巾（或毛巾）輔助，雙手一上一下在背後互相拉近。

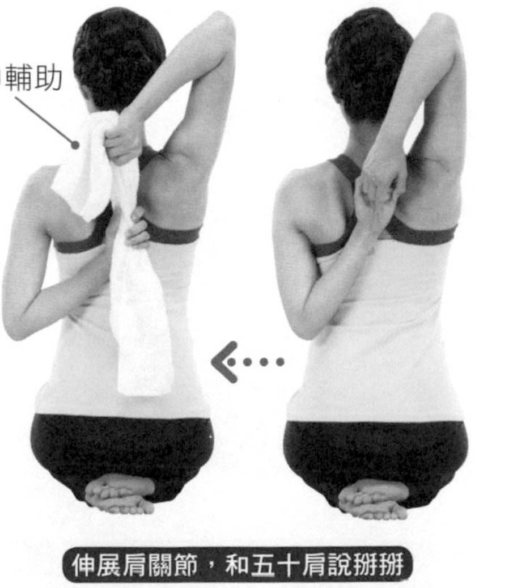

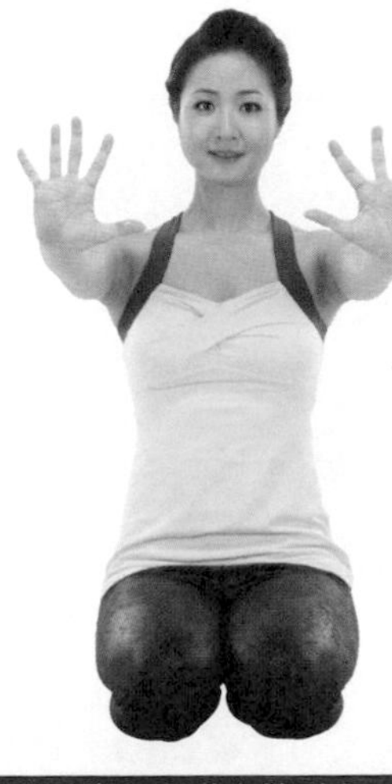

伸展肩關節，和五十肩說掰掰

動動手掌，刺激末梢神經，使氣血順暢

5 手臂伸展操（詳見P89）

（詳見P89）

右手扶牆，右腳往前小跨一步，身體往左邊轉動。

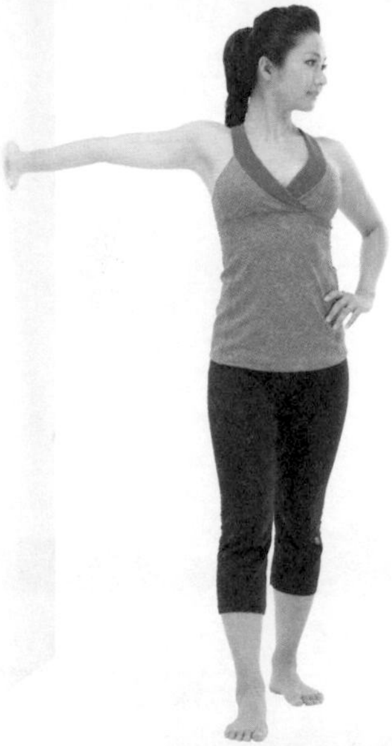

疏通心經、肺經、心包經，保養心肺功能

6 展開雙臂深呼吸（詳見P92）

背對牆站立，雙手向上擴開並碰到後面的牆，下巴微抬，放鬆的呼吸。

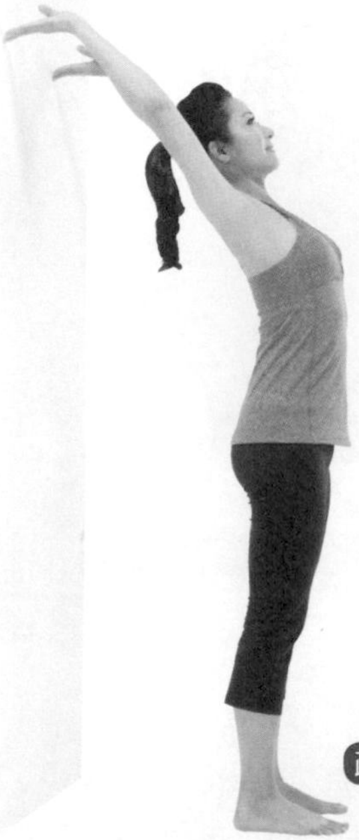

疏通任脈，通體舒暢

7 坐姿扭轉（詳見P98）

坐姿，身體挺直向後方扭轉到最盡力的位置。

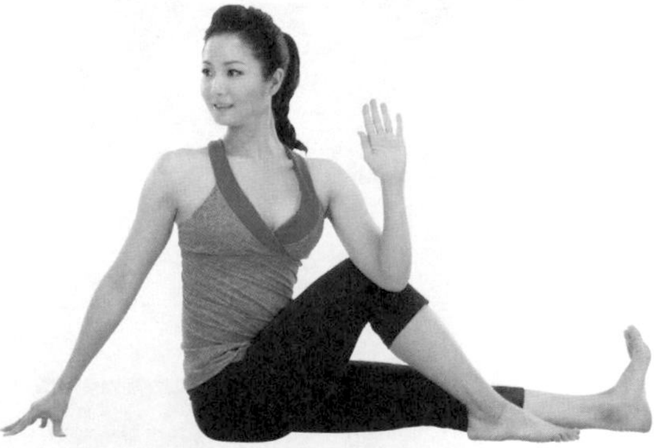

疏通督脈及膀胱經，改善腰酸背痛

8 牛貓式（詳見P99）

四足跪姿，配合呼吸，脊椎上下做深度的伸展。

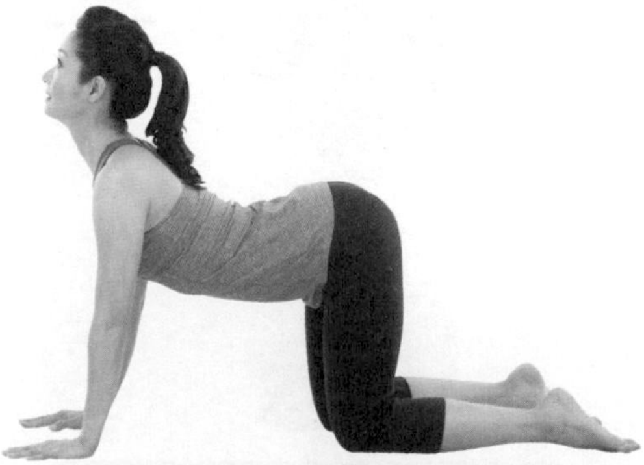

保持脊椎彈性，永遠健步如飛

久站工作者

老師、專櫃小姐等需要較長時間站立的工作者，一整天下來脊椎僵硬，腿部痠痛是必然的，若沒能在每天工作後紓緩放鬆，日積月累就會讓腰部、臀部、腿部壓力引發成為長期的下背痛、腿麻、蘿蔔腿等問題。

所以每天下了班回到家，不管是利用看電視的時間或睡前躺在床上的零碎時間，拉拉腿筋，扭扭身體，再加上簡單的腿部按摩，便可紓緩當日的疲憊，一覺醒來，又可以帶著全新充好電的身體迎接一天的工作。

不僅如此，這些動作也有非常棒的塑身效果喔！想告別水桶腰、羅蔔腿，趕快開始運動吧！

最適合久站工作者的六個動作

- 拉拉腿筋，消除蘿蔔腿→腿後側伸展
- 疏通腿部經絡，跟痠痛說掰掰→腿外側伸展
- 躺著劈腿，將一整天的腿部疲勞紓解開來→大腿內側伸展
- 緩解久站後的腰痠不適→橋式
- 把身體捲成一個圓圓的球，舒展背部壓力→拔瓦斯式
- 伸個大懶腰，把全身壓力通通解開→床上扭轉操

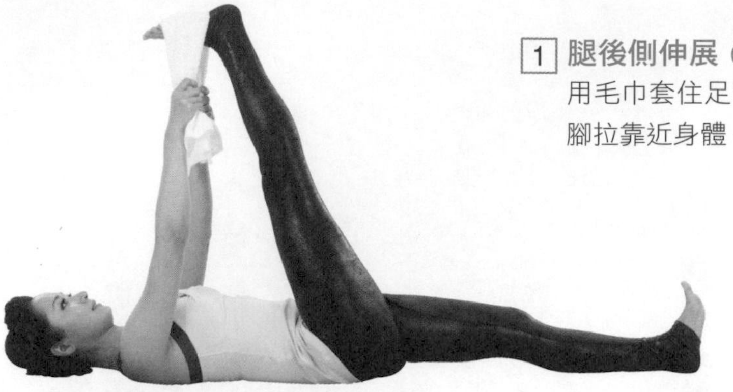

1 腿後側伸展（詳見P122）

用毛巾套住足弓，輕輕的將腳拉靠近身體。

拉拉腿筋，消除蘿蔔腿

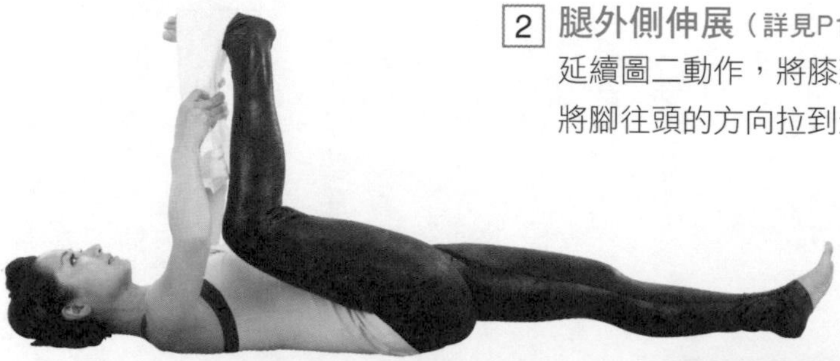

2 腿外側伸展（詳見P123）

延續圖二動作，將膝蓋向外彎曲，再將腳往頭的方向拉到最盡力的位置。

疏通腿部經絡，跟痠痛說掰掰

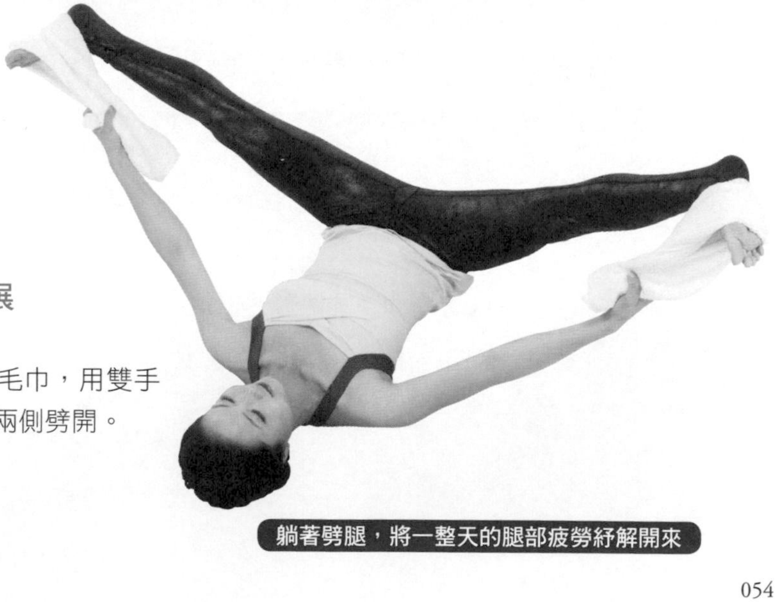

3 大腿內側伸展

（詳見P125）

抓住套著腳的毛巾，用雙手幫忙把雙腳向兩側劈開。

躺著劈腿，將一整天的腿部疲勞紓解開來

4 橋式（詳見P104）

雙手分別扶著雙腳的腳踝，
臀部夾緊往上推到最高。

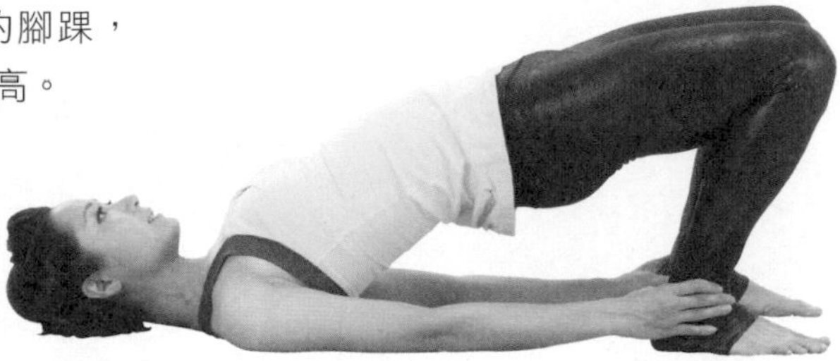

緩解久站後的腰痠不適

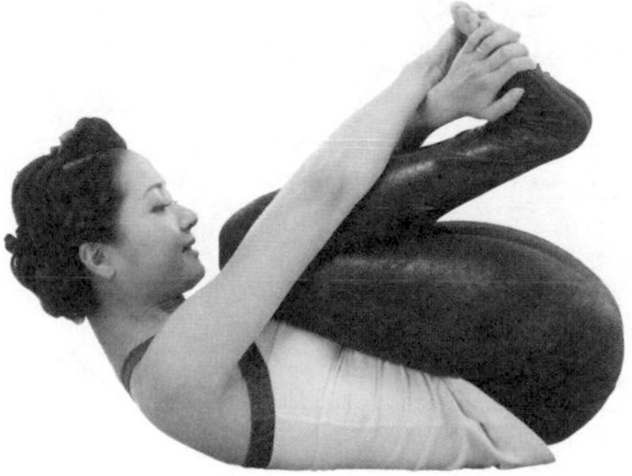

5 拔瓦斯式（詳見P105）

膝蓋併攏腳彎曲靠近身體，雙手交叉抓腳底，下巴儘量往膝蓋靠近。

把身體捲成一個圓圓的球，舒展背部壓力

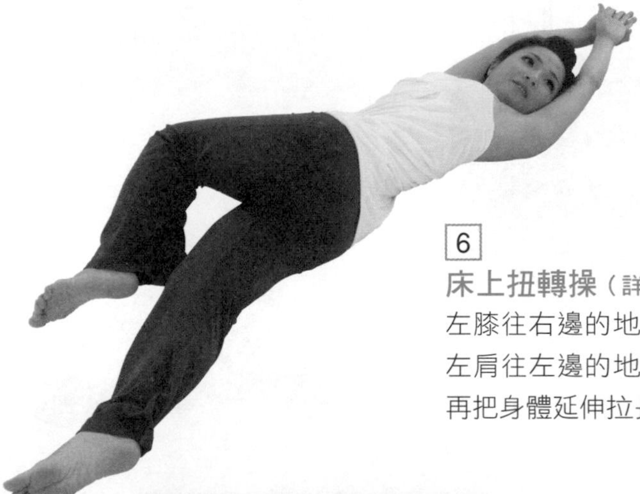

6 床上扭轉操（詳見P63）

左膝往右邊的地板靠近，
左肩往左邊的地板靠近，
再把身體延伸拉長。

伸個大懶腰，把全身壓力通通解開

拉筋操VS瑜伽？

拉筋操其實就是瑜伽的簡易版，沒學過瑜伽的讀者，看到瑜伽書上所介紹的瑜伽動作難免覺得困難，甚至使人望之卻步，然而瑜伽近幾年卻也成爲幾乎人人皆知的養身法，爲了使這令人又愛又怕的運動更加平易近人，我簡化了瑜伽動作，設計了一系列經絡伸展拉筋操，讓任何人只要打開此書的任何一頁都能輕鬆上手，無論是工作中起身上個洗手間、等車、賴床、散步、睡前等等的片刻，都能放心地拉拉筋，**讓身體舒服又健康。**

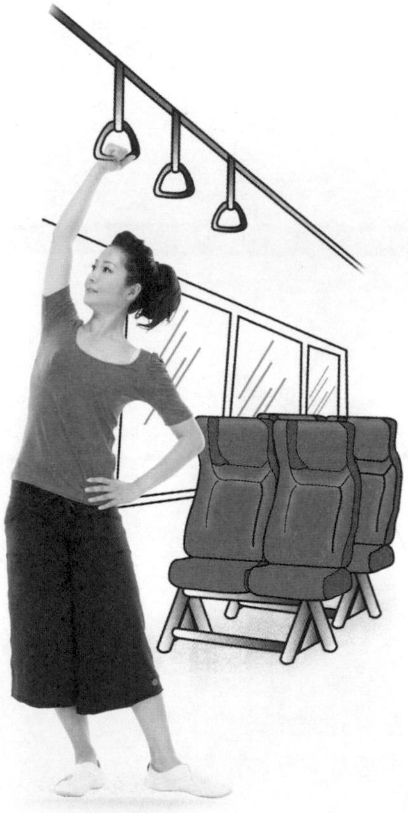

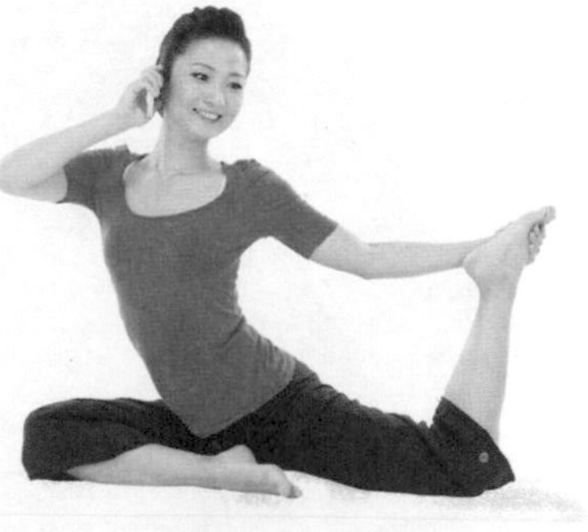

使用適當輔助用具，輕鬆展開經絡之旅

本書動作以簡單、易學、方便爲原則，因此大部分動作是徒手就能完成，不過有些動作若有彈力帶的輔助會使身體在做動作的過程中更容易放鬆，且伸展得更徹底，尤其對肩關節和上背的疲勞特別有幫助，讀者可以在家中準備一條，但若沒有彈力帶也可以先用毛巾替代。

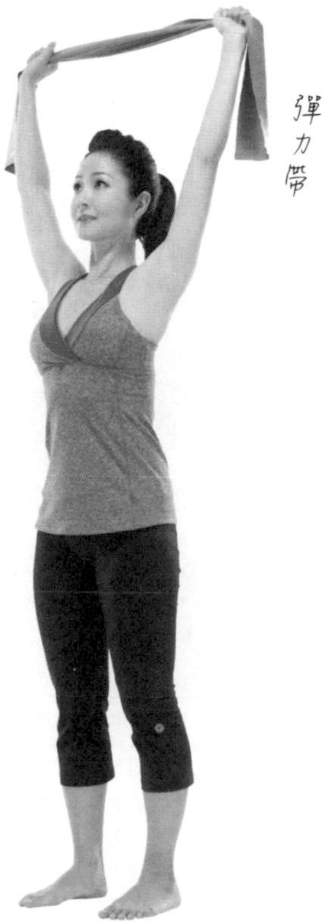

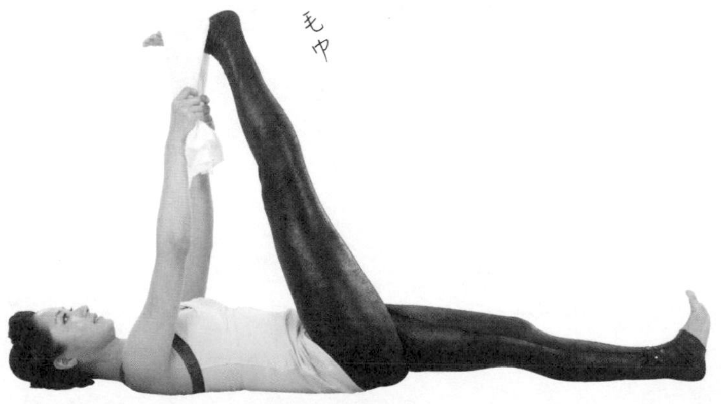

做多久才會有效？

——為什麼做五分鐘就有功效？

每一個動作都只要短短的一兩分鐘就能完成，只要身體一感到痠緊，隨時隨地都能對不適的部位進行拉筋的動作，馬上能得到緩解之效，若每天能抽出五十分鐘，從本書第一個動作做到最後一個動作，那就是一套簡單易行又有效的養身功法，每次做完必定通體舒暢，長期下來全身通則不痛，活到老做到老，五十肩、脊椎炎、肩頸痠痛、駝背痿縮……等等惱人的文明病、老年病不上身，自然常保健康活力。

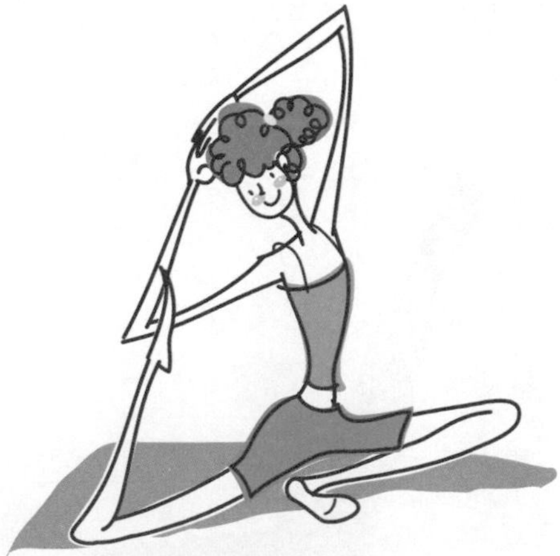

養生不二法門——隨時隨地讓經絡動起來

在了解經絡位於我們身體的哪些部位之後，就可以開始針對這些經絡加以疏通活絡，無論是工作時上洗手間的途中、等公車、搭捷運、開車等紅綠燈等等的零碎時間都可以做做拉筋操，按摩按摩穴道，身體有任何不適都可以藉此解套，讓經絡保持暢通不淤塞，身體舒暢，心情愉悅，工作效率也跟著提昇。

下一個章節即針對十個現代人最常見的文明病，各設計了四個看了就能做、簡單易學的舒經活絡操，教你如何利用短短的五分鐘隨時隨地讓經絡動起來！

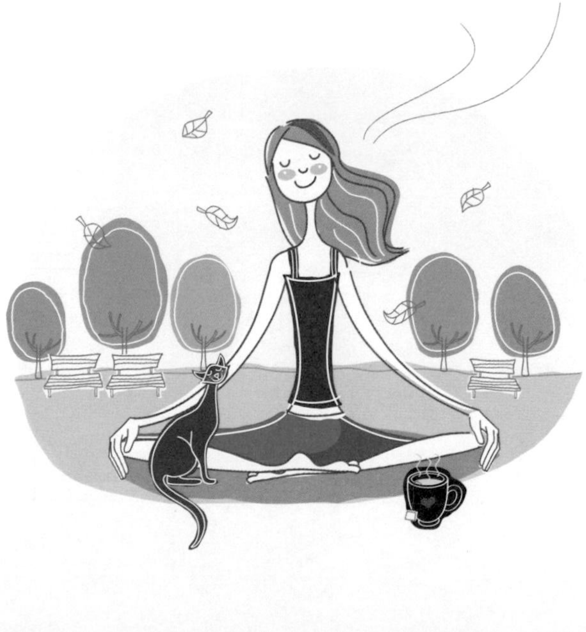

PART 3 實踐應用篇

每次五分鐘
迅速改善身體不適

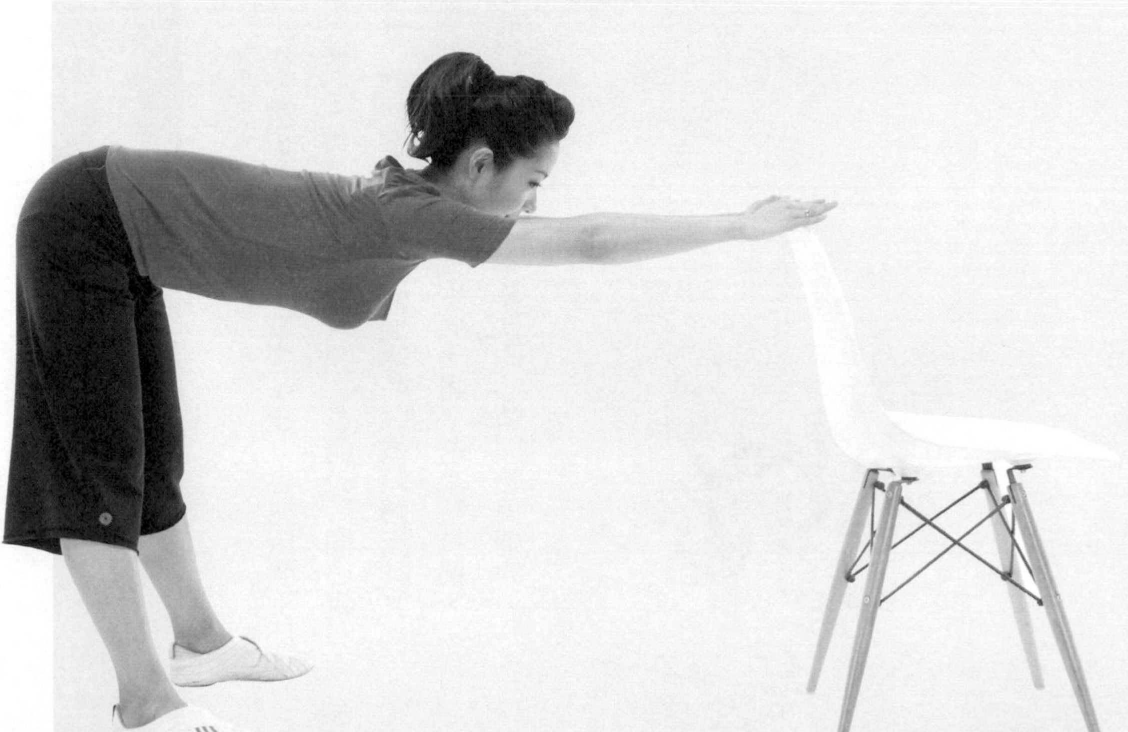

一 快速緩解早上醒來頭昏腦脹

鬧鐘響了，但眼皮重得不得了，身體仍然好沉重，眞想多賴一會兒床啊！這種感覺大家一定都不陌生，不用擔心，這是很正常的現象，身體長時間固定躺姿，氣血循環緩慢，突然要起身，當然需要一點點的適應時間，賴賴床其實也是不錯的！早上醒來，先不急著站起來，躺著伸個懶腰，再坐起來拉拉筋，站起來動一動，只要五分鐘，就能帶著充沛的活力與愉快的心情開始美好的一天喔！

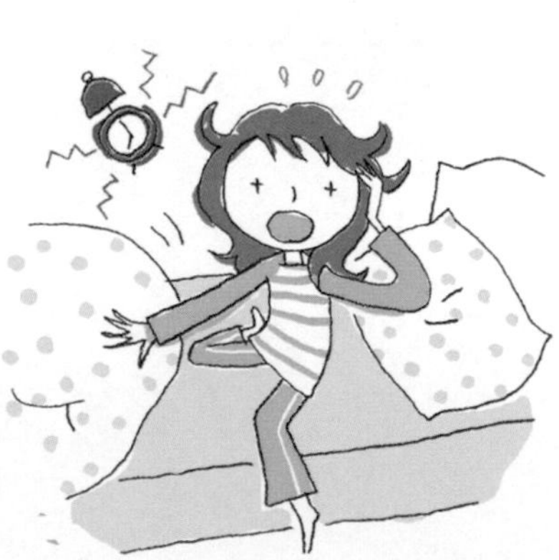

床上扭轉操

這個動作疏通腰部的帶脈及背後的膀胱經，膀胱經流經脊椎兩側，上面有許多俞穴，早上醒來先做一做扭轉運動，按摩脊椎周圍的經穴，如肺俞、心俞、肝俞、膽俞、脾俞、胃俞等俞穴，喚醒五臟六府，促進血液循環，使身體慢慢甦醒過來。

Step 1

躺姿，吸氣，雙手向上舉起，雙腳併攏，手往上延伸，腳向下延伸，感覺整個身體、脊椎被拉長開來。

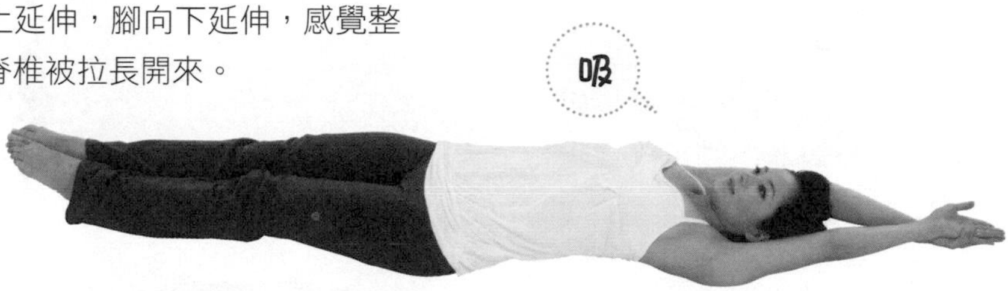

Step 2

吐氣，舉起左腳往右邊的床上放，再將翹起的左肩儘量的壓回床上，頭轉向左邊，再次將雙手向上延伸，雙腳向下延伸，停留於此姿勢，保持深長的呼吸。

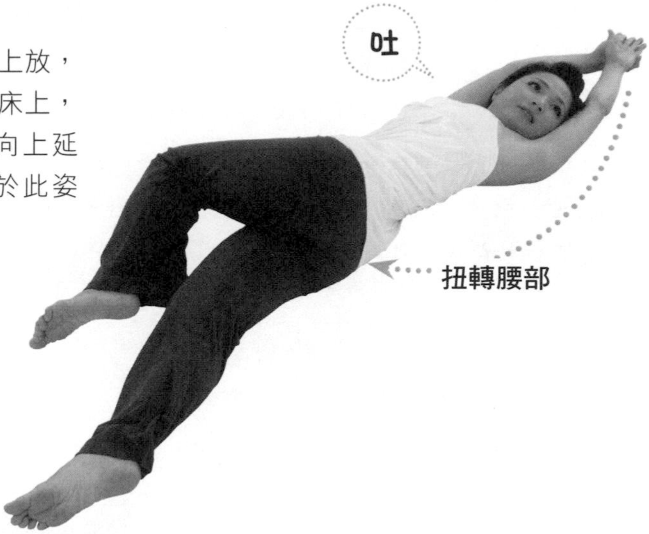

Step 3

換邊做相同動作。

停留時間▶每邊停留三十秒，約為五～八次深長的呼吸。

還原動作▶吸氣時還原回到躺姿，吐氣放鬆。

坐姿前彎

慢慢坐起後也不要馬上站起來，透過坐姿前彎疏通流經頭、頸、背部的督脈，以及遍及整個背部及腿後側的膀胱經，可將長時間躺姿所造成的頸、背部僵硬舒展開來，此時你會感覺到背部痠痠麻麻的，這就是氣血流通的感覺，動作停留一段時間，這種感覺就會消失，表示經絡活絡起來了。

Step 1

坐姿，雙腳伸直併攏，吸氣，挺直脊椎，雙手互握向上舉起。

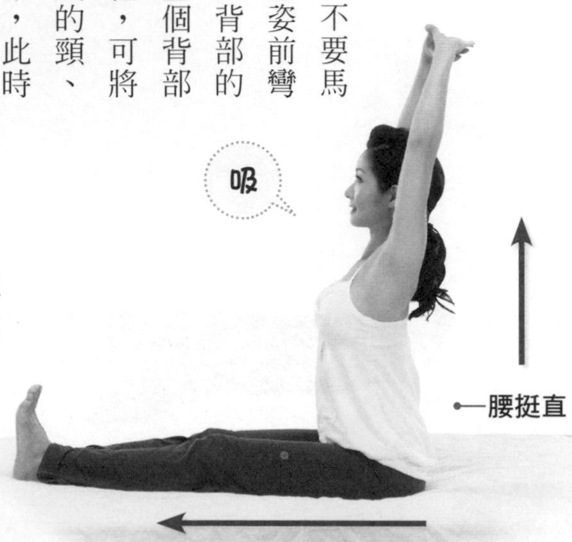

Step 2

吐氣，拉直脊椎慢慢向前彎，雙手輕輕抓住腳趾，慢慢地往內勾，抓不到腳趾也可將手輕放在腿兩旁，感覺到背部有痠麻的感覺。

停留時間▶停留約五～十次深長的呼吸，直到背部痠麻感逐漸消失。

還原動作▶吸氣時緩緩的回到STEP1，吐氣放鬆將雙手放下。

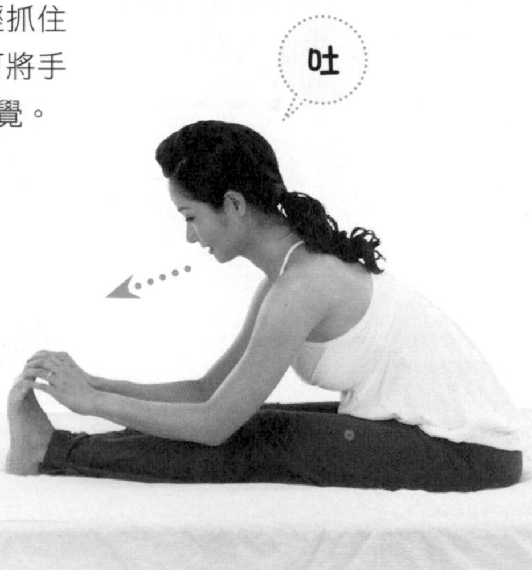

舉手擴胸

高舉雙手深呼吸，這看似簡單的動作，不但可開胸，打通任脈，啓動心肺運作，增加腦部的含氧量，使呼吸順暢、精神飽滿，且由於按摩到了胸腔上的許多穴點，如膻中、中庭等，心情也會跟著開闊起來，讓我們每天用這個動作跟渾渾噩噩的腦袋及起床氣說再見吧！

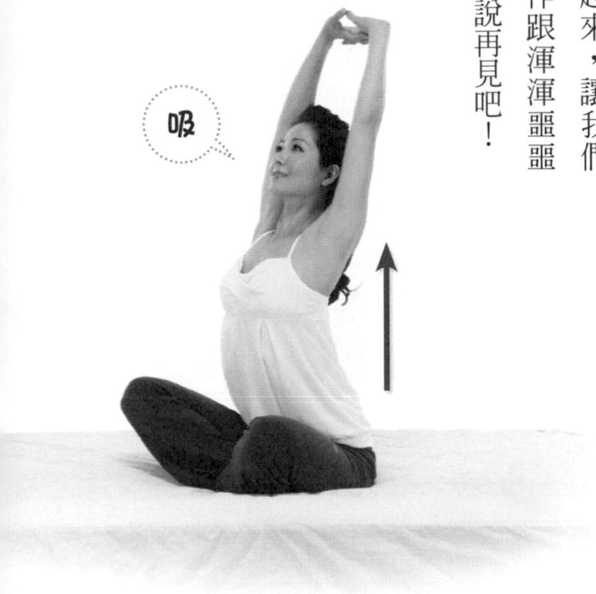

Step 1

吸氣，雙手向上伸直舉起於耳朵兩旁。

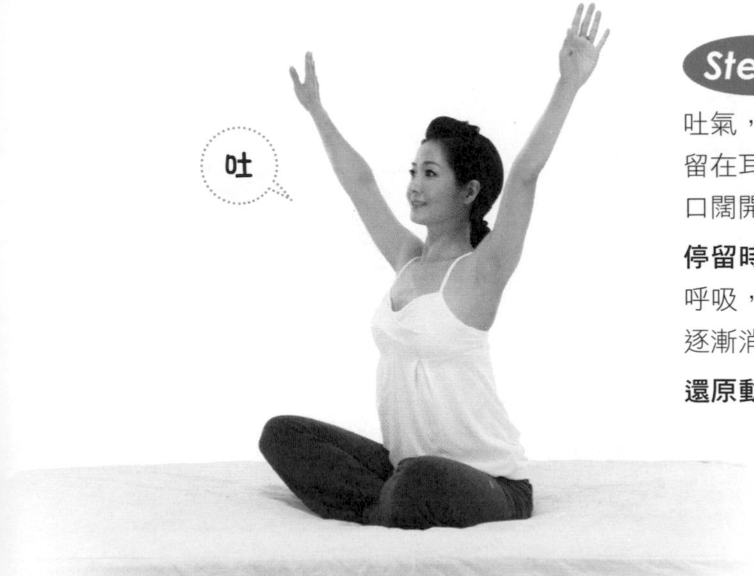

Step 2

吐氣，雙手微微向後拉，使手臂停留在耳後，下巴微抬往上看，將胸口闊開。

停留時間▶停留約五～十次深長的呼吸，直到手臂及肩頸痠麻的感覺逐漸消失。

還原動作▶於吐氣時將雙手放下。

側伸展

接著保持高舉的雙手稍稍往旁邊彎曲身體，馬上可以感覺到手臂、肩膀、腰部外側獲得伸展，開始有像橡皮筋被拉緊一樣的感覺，痠痠麻麻緊緊的，此時疏通的是肝經和膽經，及流經手臂的肺經、心經等，透過這個動作，喚醒了所有內臟，使元氣生發，開始迎接美好而充滿朝氣的一天。

Step 1

延續上一個動作，將左腳向外伸直做半劈腿坐姿（兩邊大腿互相對稱），吸氣，雙手向上伸直舉起於耳朵兩旁。

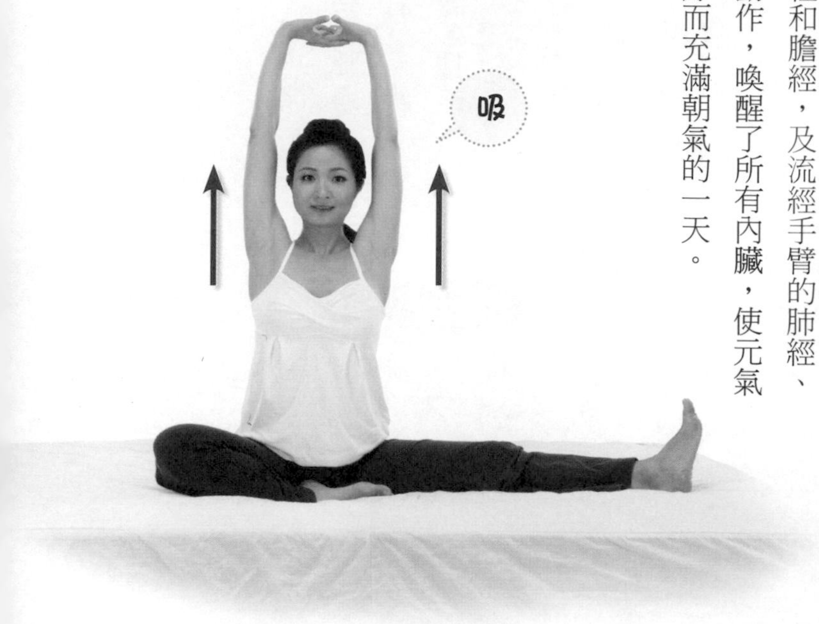

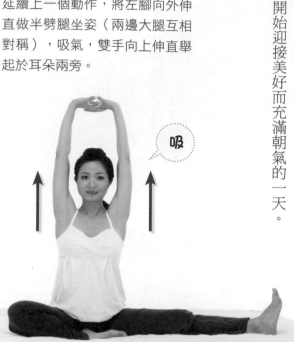

Step 2

吐氣，保持高舉雙手，身體往旁邊彎曲。

停留時間▶停留約五～十次深長的呼吸，直到手臂及肩頸痠麻的感覺逐漸消失。

還原動作▶吸氣時回到STEP1，吐氣放鬆，將雙手放下。

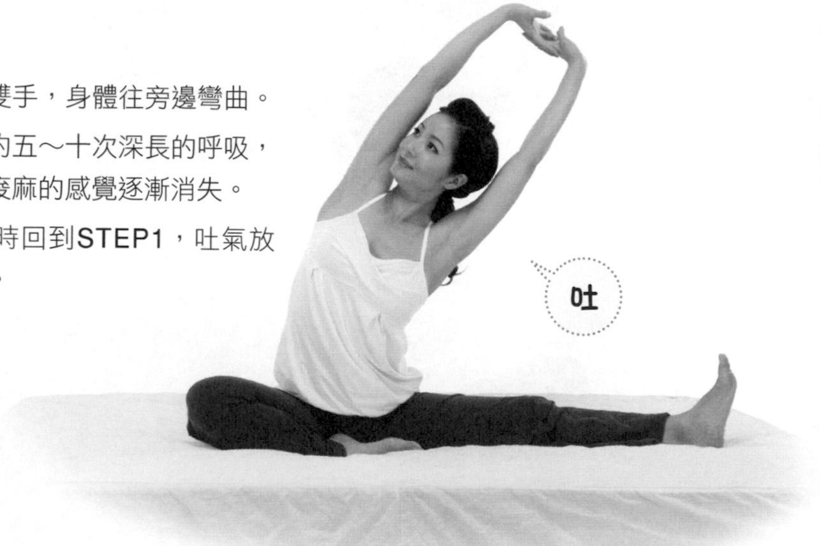

Step 3

換邊做相同動作。

穴道按摩

起床前，針對頭部及眼睛周圍的穴道做按摩，能消除頭重、讓眼睛明亮，使我們一起床就神采奕奕。

首先，從眉毛前緣的攢竹穴開始，用指腹或指結向內按壓，再順著眉骨的上方，由內而外刮一刮上眼眶，接著順時針、反時針輕輕揉一揉太陽穴，再用四個指結上下刮一刮懸顱穴及其周圍的穴道，最後再按壓位於眼睛正中央下方兩指處的四白穴，並由內而外刮一刮下眼框。就這簡單的幾個步驟，可以為一整天帶來美好的開始喔！

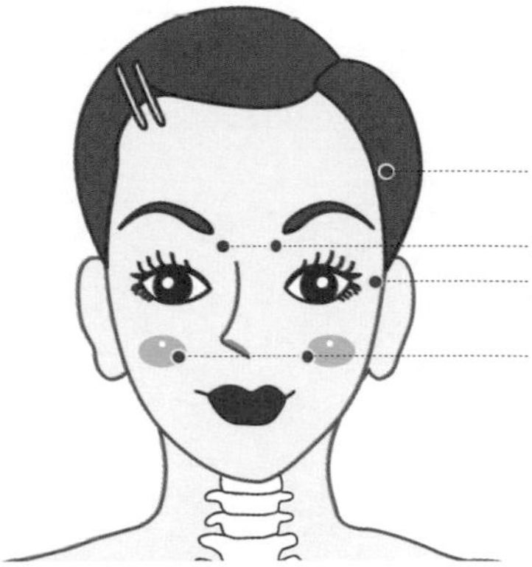

攢竹穴手法

以食指指腹或指結按壓穴道，再由內而外刮一刮眉骨上方（上眼眶）。

攢竹穴穴位：眉頭前緣凹陷處。

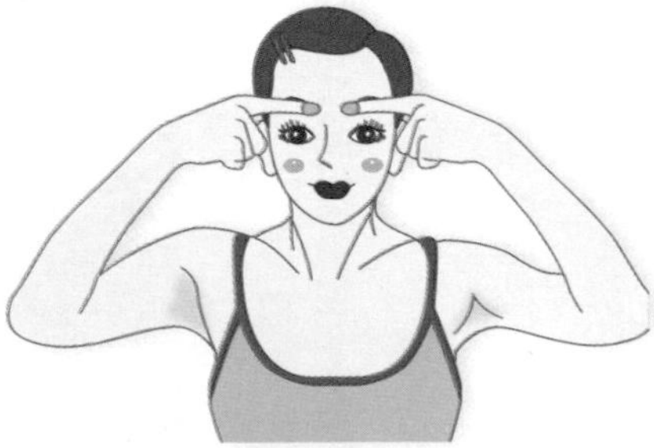

太陽穴及懸顱手法

用三根手指的指腹或指節，先順時針、反時針按壓太陽穴，再往上移至懸顱穴，在這附近上下刮一刮。

太陽穴穴位：眉尾和眼尾中間向後延伸線一寸(約一個大拇指寬)凹陷處。

懸顱穴穴位：太陽穴上方約一寸(約一個大拇指寬)。

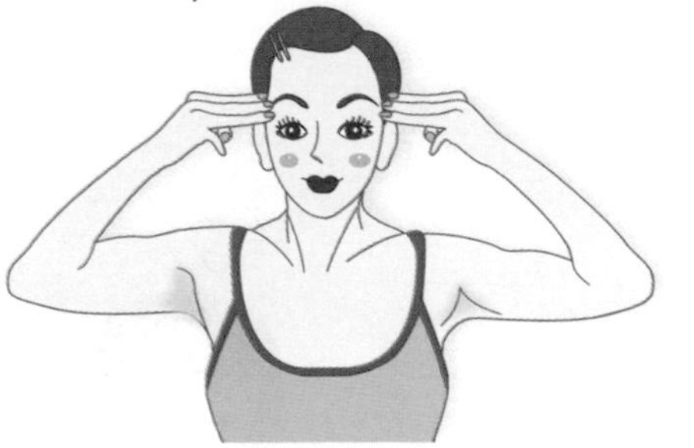

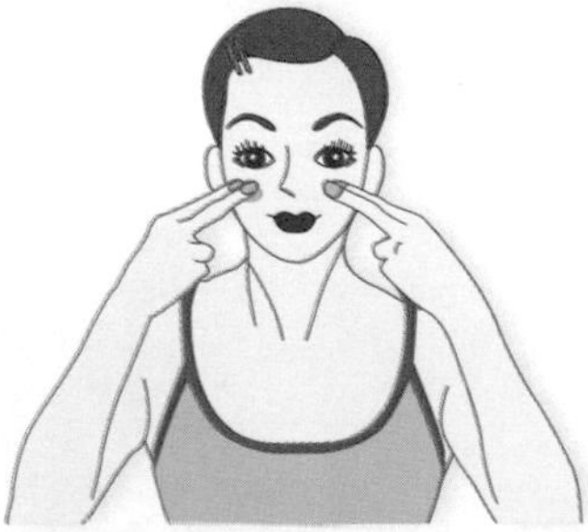

四白穴手法

以食指、中指指腹或指結按壓穴道。

四白穴穴位：眼睛正中央，下方約一寸(約一個大拇指寬) 凹陷處。

二　迅速改善工作中昏昏沉沉、哈欠連連

同樣的姿式固定久了，血液循環一定會下降，身體經絡也開始產生氣淤的現象，若此時仍堅持繼續工作，不但效率不彰，更會造成身體痠痛不適，長久累積下來，腰背肩頸痠痛必然隨之而來，建議您每工作一兩個小時至少暫停五分鐘，動一動、走一走，做做伸展操，思考更清晰、身體更舒服，工作起來也才能事半功倍。

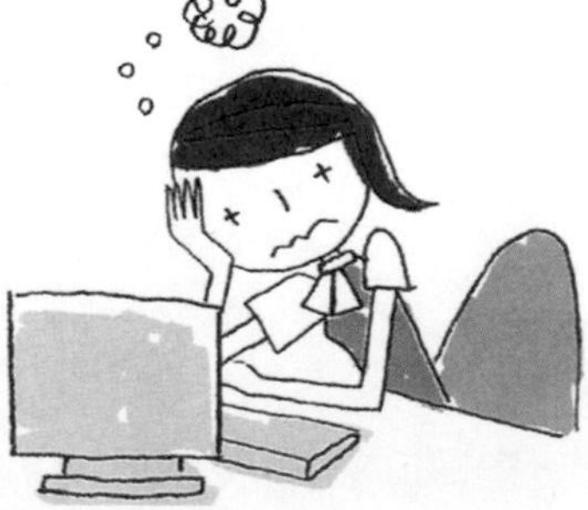

椅子擴胸操

每天我們都含著胸工作，所有的動作方向都是向前，有許多人因此有駝背、五十肩、肩頸痠痛等問題，本書第一章便提及平衡的重要性，而這個椅子闊胸操正是相對於平日工作姿勢的反向伸展，工作一段時間靠著椅子往後躺，就能疏通心經、心包經、肺經、任脈等經絡，達到提振精神，舒解壓力效果，何樂而不爲呢？找一張有一般高度椅背的椅子，就可以開始囉！

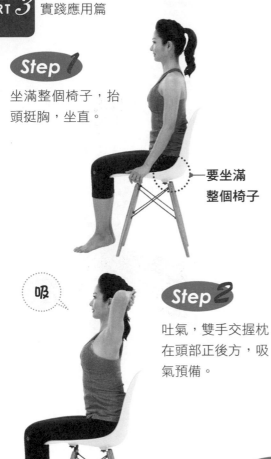

Step 1

坐滿整個椅子，抬頭挺胸，坐直。

Step 2

吐氣，雙手交握枕在頭部正後方，吸氣預備。

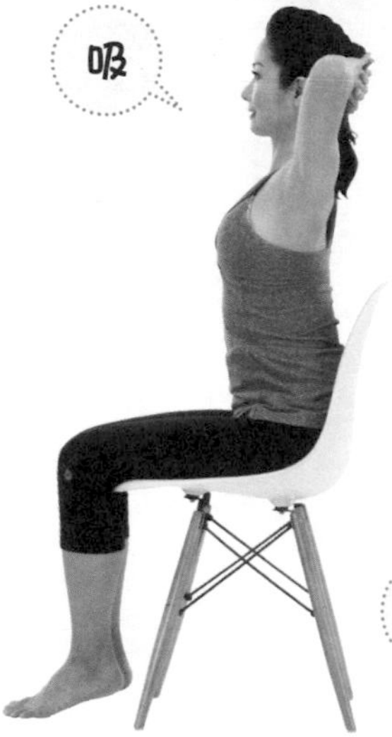

Step 3

下巴抬高慢慢往後躺，讓肩胛骨下端靠在椅背上端，讓椅背能夠按摩到肩胛下端常常容易氣瘀的隔俞、厥陰俞等穴道。手肘往下壓，使胸口完全擴展開來，手臂內側也感到痠痠麻麻的。

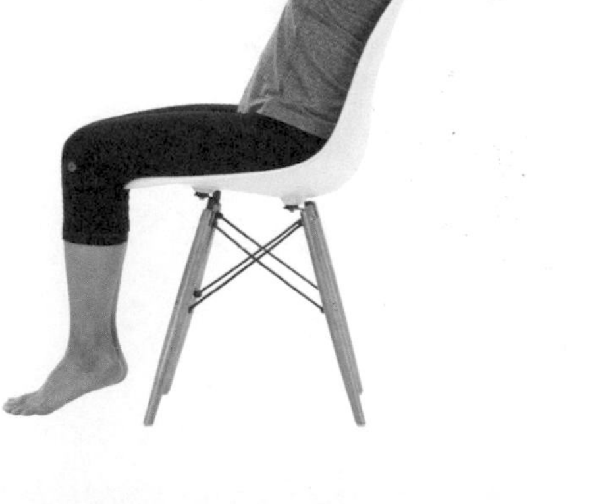

停留時間▶保持順暢而緩慢的呼吸，停留三十秒，約為五～八次深長的呼吸。若時間允許，可以反覆二～三次。

還原動作▶吸氣時回到STEP2，吐氣放鬆將雙手放下，動一動身體，甩甩手臂。

椅子前彎操

完成後彎動作後，爲了反向平衡伸展，我們順勢做一個前彎運動，一方面舒緩背部，一方面伸展腿部後側的肌群，促進血液循環，疏通膀胱經，改善腳瘦、腳麻的問題。

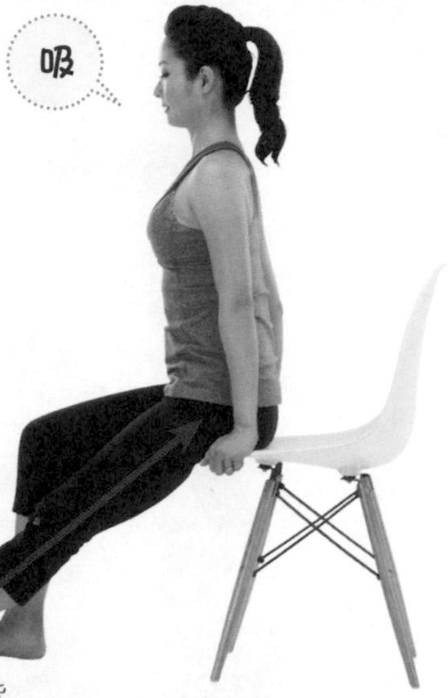

Step 1

坐於椅子前端三分之一，一隻腳踩地，另一隻腳伸直勾腳背。

伸直勾腳背

Step 2

吐氣，身體向前彎曲，讓腹部儘量靠近大腿，直到背部和腿後側有痠緊的感覺。

停留時間▶停留三十秒，約為五～八次深長的呼吸。

還原動作▶吸氣時回到STEP2，吐氣放鬆，動動雙腳。

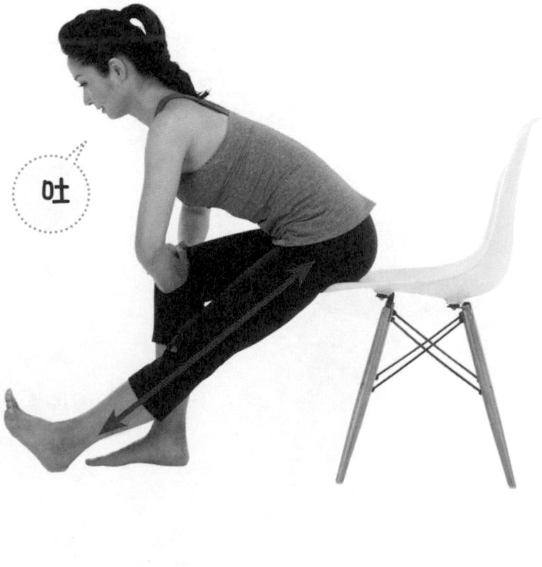

Step 3

換腳做相同動作。

椅子側伸展

這個動作主要疏通位於手臂內側的心經，當我們把手臂舉起枕於頭部後方，位於腋窩心經上的極泉穴就被按摩到了，練習這個動作可使心律正常，紓解心理上的壓力，同時也可舒緩肩關節的疲勞痠痛，增加肩關節柔軟度。

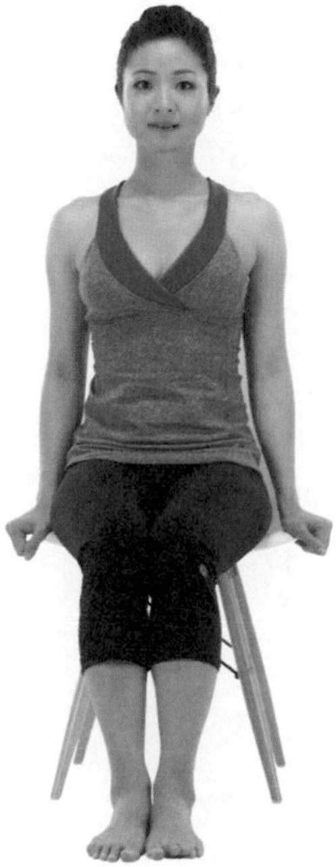

Step 1

坐在椅子前端二分之一，雙腳併攏，踩穩地面。

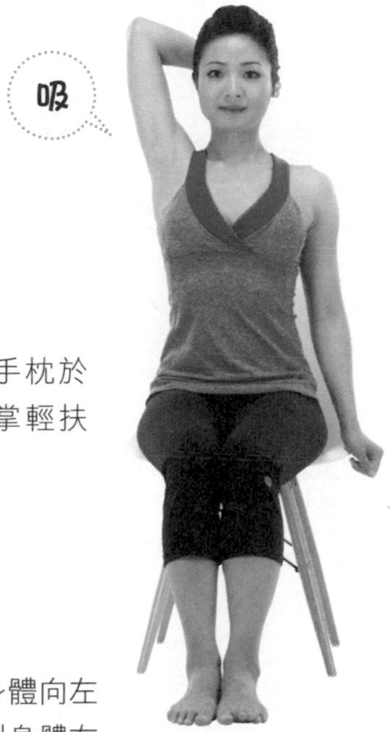

Step 2

吸氣，將右手枕於頭後方，手掌輕扶著左耳。

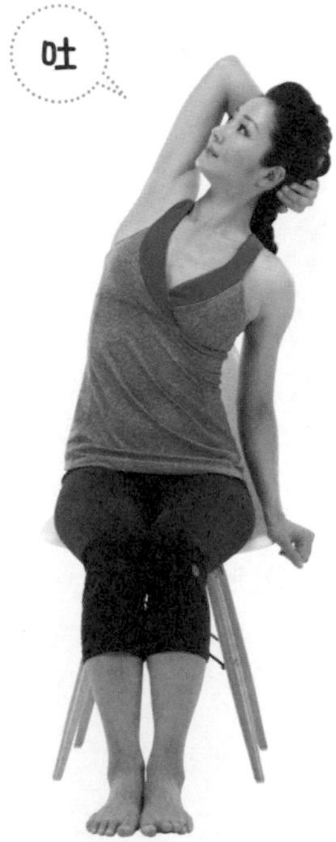

Step 3

吐氣時，頭往右邊轉，身體向左側稍稍傾斜，直到感覺到身體右側及肩膀有痠緊的感覺。

停留時間▶停留三十秒，約為五～八次深長的呼吸。

還原動作▶吸氣時回到STEP2，吐氣放鬆回到STEP1。

Step 4

換邊做相同動作。

椅子扭轉操

當我們感到疲勞時，除了肩頸僵硬之外，上背及下背也都是相當緊繃的，這個動作主要就是針對背部脊椎兩側的肌群做伸展按摩，刺激到了膀胱經上的許多俞穴，如肺俞、胃俞、肝俞、腎俞等，俞穴是與相關臟腑相通的，時常練習這個動作，不但可放鬆鬱結在背部的壓力，對於保養相關臟腑亦有一定的益處。

Step 1

坐在椅子前端三分之一，雙腳併攏。

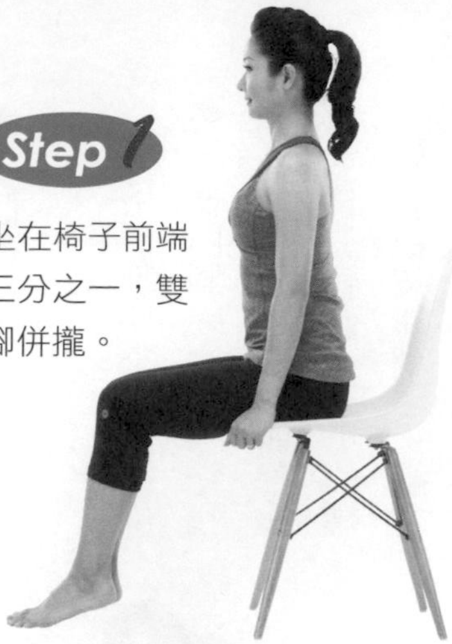

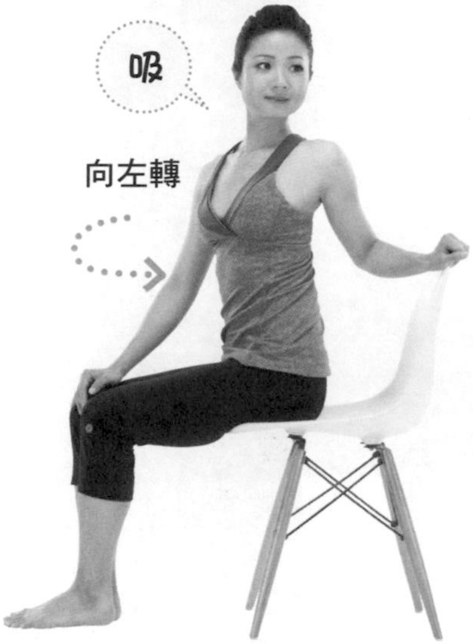

Step 2

吸氣，身體向左後轉，左手扶在椅背上，右手輕扶膝部。（若感覺到伸展得很徹底，可以停留在此，保持緩慢呼吸，不必繼續至STEP3）

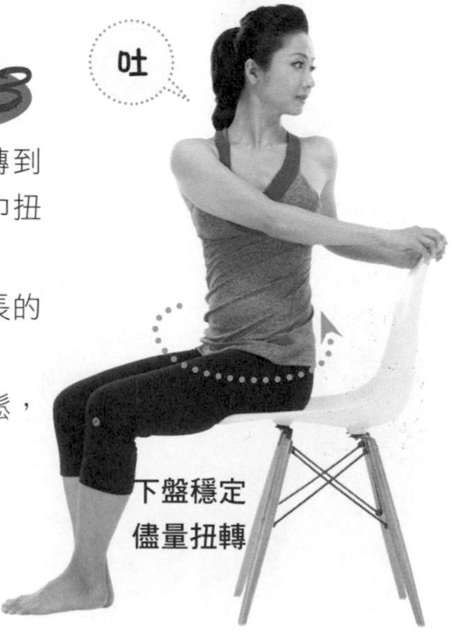

Step 3

吐氣時，頭往左邊轉，帶動身體向左扭轉到底，右手扶椅背，直到感覺脊椎好像扭毛巾扭到最緊一樣。

停留時間▶停留三十秒，約為五～八次深長的呼吸，完成後換邊做相同動作。

還原動作▶吸氣慢慢回到STEP1，吐氣放鬆，輕輕拍一拍下背。

Step 4

換邊做相同動作。

穴道按摩

坐在辦公桌前時間太長，氣血循環趨緩，再加上工作壓力使肩頸持續保持在緊繃狀態，使得肩頸部經穴瘀住了，腦部的氣血流通受到阻礙，當然感覺昏沉，其中風池、天柱、肩井、曲垣是較容易摸到氣結的穴道，針對這幾個穴道做按摩，可以重振精神，提高工作效率。

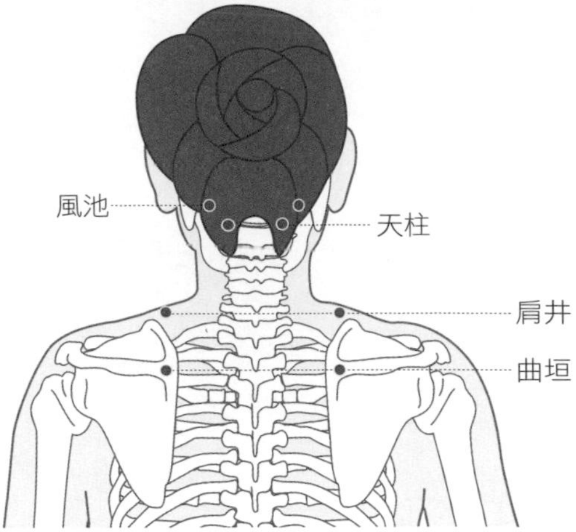

風池及天柱手法

以大拇指向內按壓風池穴，再往下移至天柱穴，以同樣手法按壓並揉一揉天柱穴。

風池穴穴位：髮際內兩側凹陷處。

天柱穴穴位：頭骨正下方，頸椎兩側凹陷處。

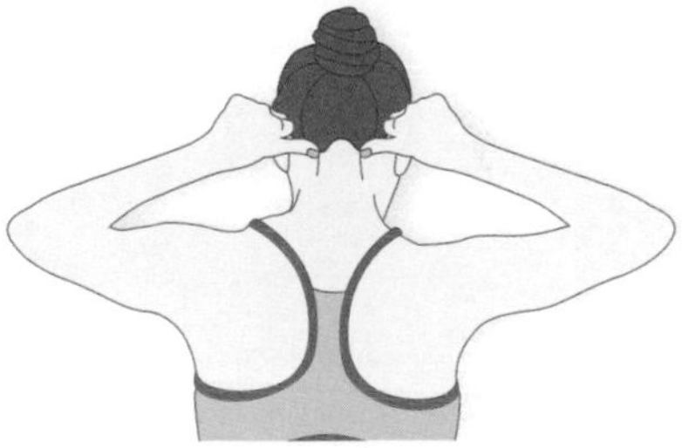

肩井及曲垣手法

以食指和中指一起先從肩井穴開始向內按壓，再移置曲峘以同樣手法按壓穴點。

肩井穴穴位：肩膀正中央，約於乳頭向上的延伸線上。

曲垣穴穴位：肩胛骨內側上緣。

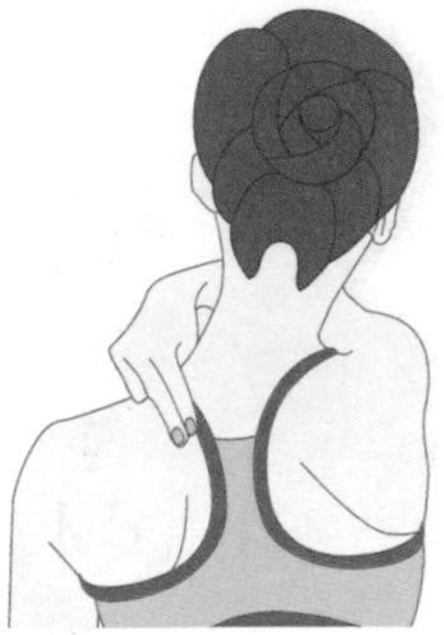

Point

如果頸部疼痛的原因是頸椎關節病變引起，在按摩前，要先尋求專業的醫學治療與建議。

三　頸部僵硬，頭痛不適時

頸部僵硬幾乎是現代人的通病，無論是壓力大、心情不好、疲勞、沒睡好……許許多多的原因都會造成頸部僵硬，更嚴重的情況就是引發頭痛，人人都免不了有這樣的經驗。若脖子有點僵硬緊繃時，我們就能有所自覺，趕緊做做以下幾個伸展操，舒緩不適，那麼就不會日積月累成習慣性頭痛、精神不濟、失眠或肩頸僵硬等更嚴重的問題。

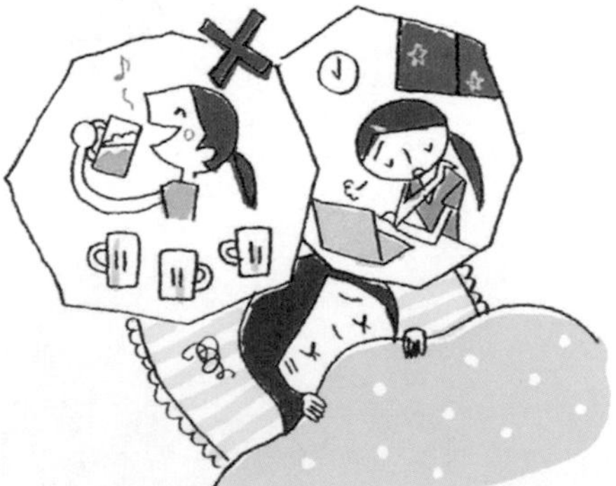

頸部伸展操

很多人想消除脖子的緊繃感，第一個想到的動作可能是繞轉頭部，但是頭部並不適合動態的轉動，不當的動態轉動可能造成頸椎壓迫，而造成反效果。靜態而深層的伸展不但安全，而且更有效，我們可以將頭部往幾個不同方向伸展，一步步疏通每個鬱結的位置。

頭痛時做這個伸展動作，會感到特別痠緊，此時可以停留久一點的時間，直到痠緊的感覺舒緩了再進行下一個方向的伸展。

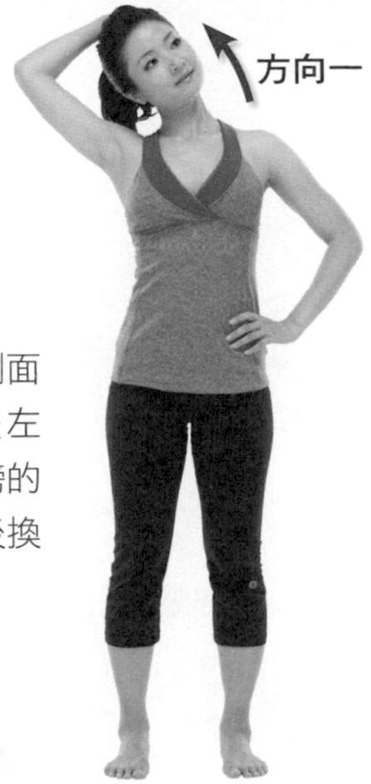

Step 1

方向一：疏通頸部側面的經絡。右手輕扶左耳，將頭部往右肩膀的方向壓，一邊做完後換邊做相同動作。

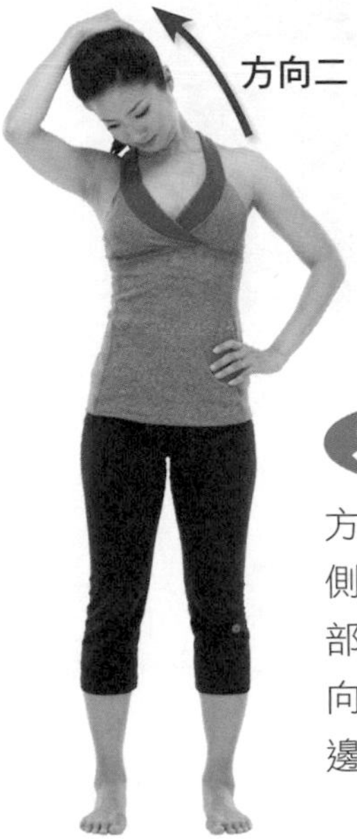

Step 2

方向二：疏通頸部斜後側的經絡。將手扶在頭部的斜後方，往對稱方向的斜前方壓，左右兩邊各做一次。

Step 3

方向三：轉頭運動，頭往側面轉到底，想辦法在身體不動的情況下盡力往後方看，左右兩邊都做一次

停留時間▶從方向一到方向三，總共有六個伸展方向，每一個方向皆停留五到八次深長的呼吸。

舉手點頭

這個動作容易做到，也容易達到拉筋按摩的效果，當我們將雙手舉起往後闊，同時頭部往前點，頸部後側的督脈和膀胱經被拉長伸展，時常氣瘀而令人頸部僵硬、頭昏腦脹的頸椎周圍穴道疏通了，症狀當然能隨之緩解。

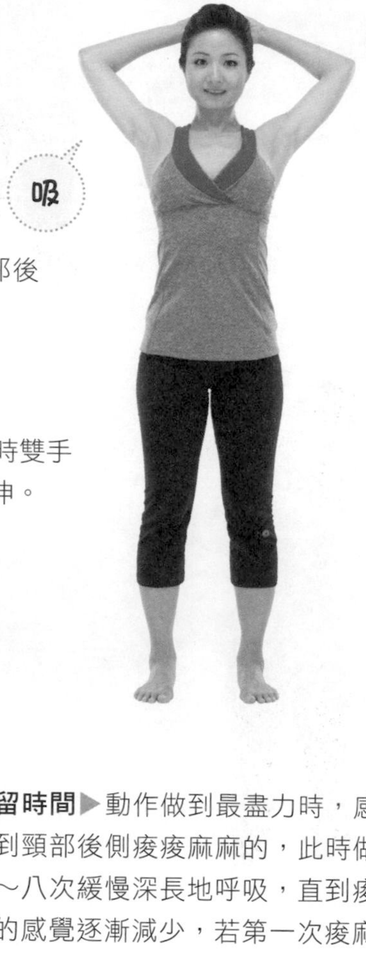

Step 1 吸氣，雙手互握於頭部後側，掌心朝前。

Step 2 吐氣，頭往前點，下巴靠近胸口，同時雙手儘量往後闊開。頭和手做反方向的拉伸。

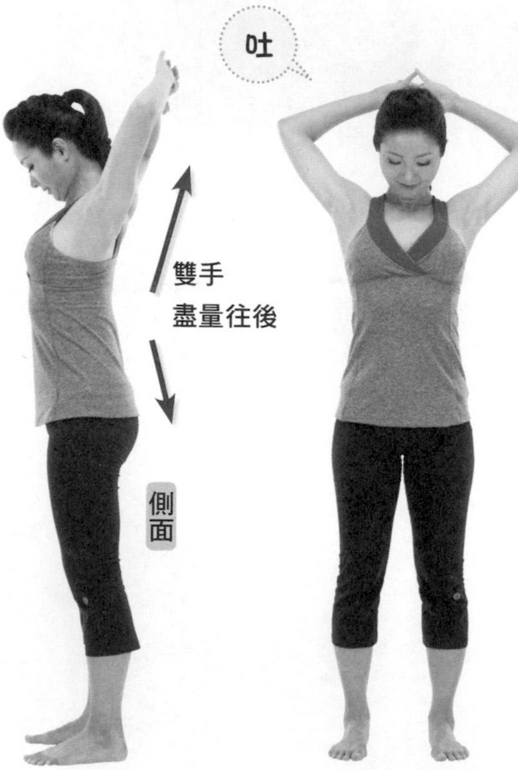

停留時間▶動作做到最盡力時，感覺到頸部後側痠痠麻麻的，此時做五～八次緩慢深長地呼吸，直到痠麻的感覺逐漸減少，若第一次痠麻減緩的情況不明顯，可還原休息一下再做第二次。

還原動作▶吸氣慢慢回到STEP1，吐氣放鬆將雙手放下。

三角前彎式

頭痛時一定感覺昏昏沉沉的，思緒不清楚，精神不容易集中，表示腦部缺氧了。做三角前彎式時頭部往下垂，讓血液暫時回流心臟和頭部，促進血液循環，可直接改善頭部的不適。

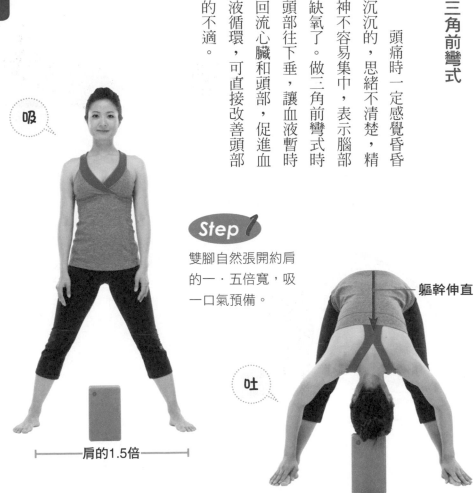

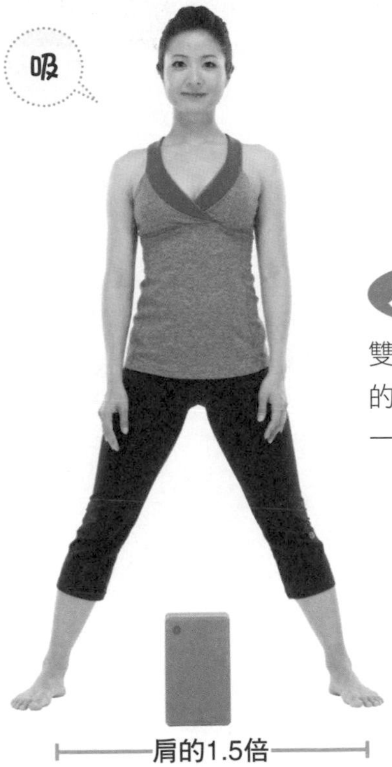

Step 1

雙腳自然張開約肩的一．五倍寬，吸一口氣預備。

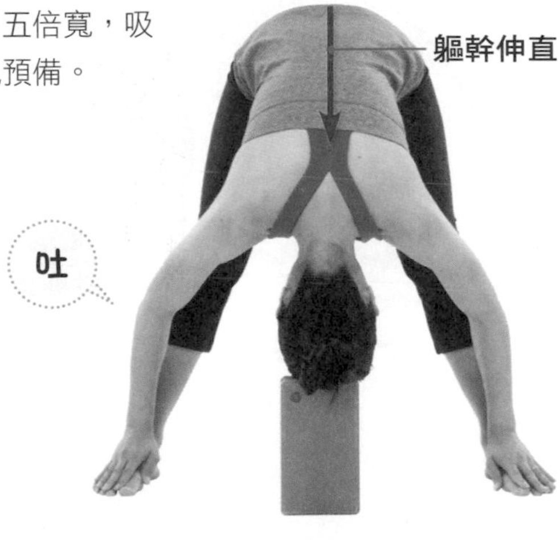

Step 2

吐氣時，抬頭挺胸地讓身體慢慢向前彎，手臂也跟著向下放鬆，直到感覺到軀幹垂直向下，所有的力量全都放掉，交給地心引力，將頭擺在瑜伽磚上。（可疊幾本書或幾個枕頭來替代瑜伽磚）。

停留時間▶做這個動作時，應該是非常舒服放鬆的，就好像把頭倒過來休息一下，可依照自己的情況多停留一會兒，記得呼吸保持緩慢而深長。

還原動作▶吸氣慢慢將脊椎一節一節向上捲上來，頭部一直保持放鬆向下，最後才還原，回到站姿。

兔式

頭痛時，有一個很大的原因是頭部和頸部的穴道氣淤了，若能刺激按摩一下這些穴道，頭痛便能得到緩解，兔式針對頭部穴道按摩和頭部經絡疏通有良好的功效。

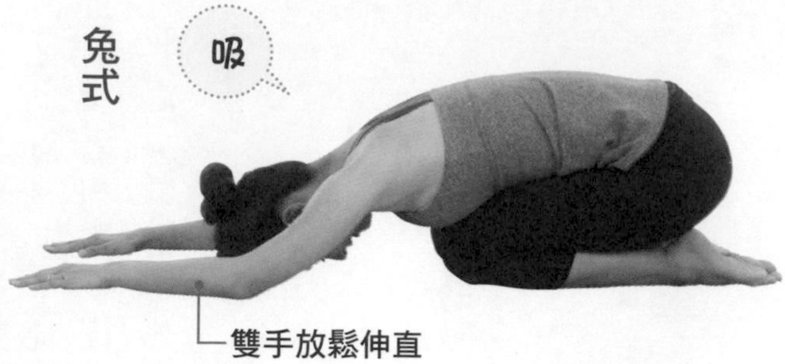

Step 1

以嬰兒式做為預備動作，放鬆地跪趴在地上，雙手向前伸直放鬆。這個動作不適合在床上或太軟的墊子上做，如此穴道按摩的作用會大打折扣，若沒有瑜伽墊，可用浴巾對折到自己覺得恰當舒適的厚度，墊在頭部下方。

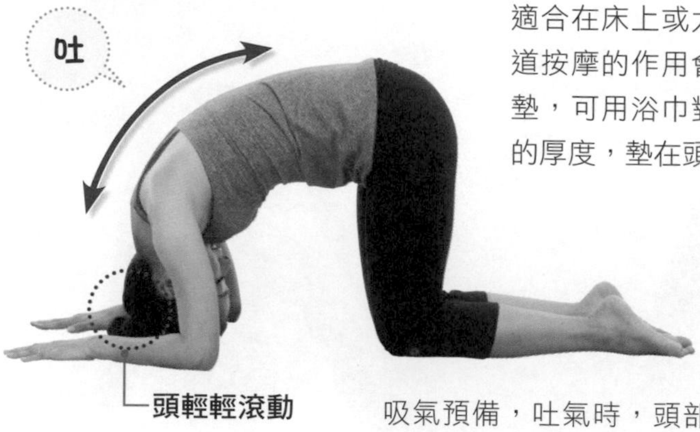

Step 2

吸氣預備，吐氣時，頭部位置固定，臀部慢慢提起，背部慢慢往前推，這個過程中，頭部會像一顆球一樣往前滾動，此時可刺激按摩到頭頂上方的穴道，當往前滾到無法繼續時，背部和頸部後側被伸展到最徹底，頸部後側會有被拉緊和按摩到的感覺，在這個位置停留約五秒。

Step 3

吸氣，再慢慢的將頭部滾回來，臀部放下回到嬰兒式。

反覆次數▶ 重複STEP1、STEP2，來回滾動三～五次後，停留在嬰兒式休息一下。

本單元四個動作皆完成後，若時間允許，停留在嬰兒式休息五～十分鐘，重新醒來後，會覺得頭痛的症狀緩解了，眼睛亮了起來，這表示氣瘀的經穴疏通了，精神當然好多囉！

穴道按摩

為了減緩頸部僵硬，我們可先做p 73 所介紹的風池、天柱、肩井三個穴點的按摩，再針對p 67介紹的太陽、懸顱二穴做按摩以減緩頭重，另外頭頂上有許多穴道對於改善頭痛有很大的幫助，我們可以用手指尖輕輕敲一敲，或以按壓的方式來按摩這些穴點，最後再用大拇指以繞小圈圈的方式按壓耳後上方的天衝穴，如此頭痛的症狀就能有效改善囉！

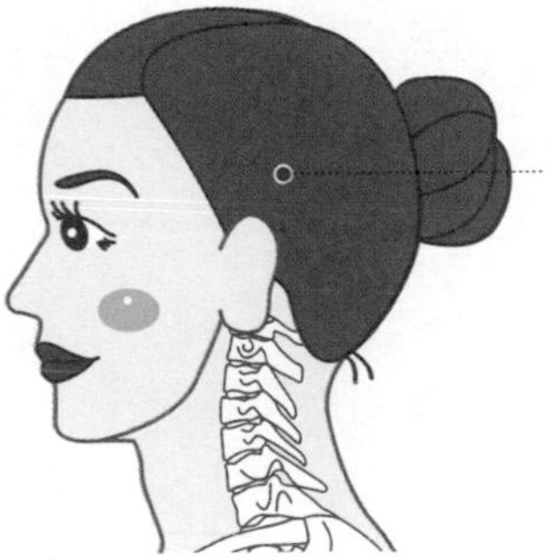

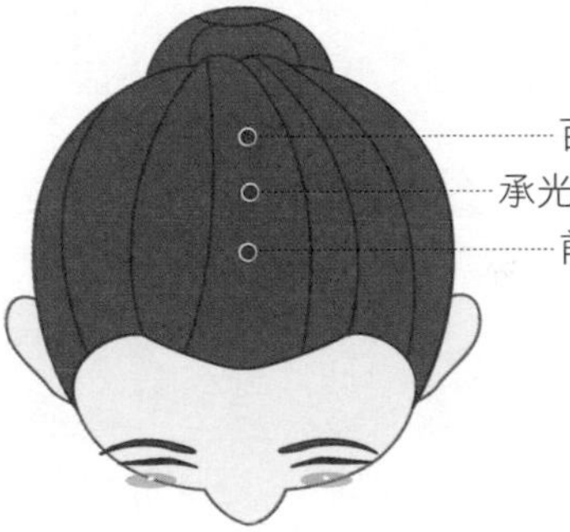

天衝穴手法

以大拇指指腹或指節向內按壓。
天衝穴穴位：耳後上方。

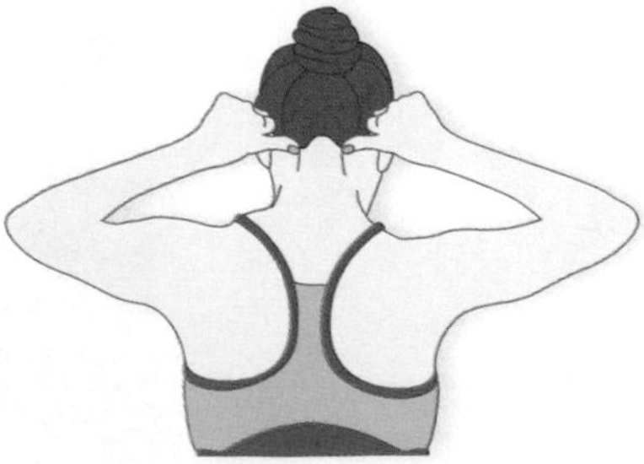

百會、承光、前頂穴手法

先以食指、中指、無名指進行按壓，再用指腹上下輕敲附近穴點50到100下。
百會、承光、前頂穴位：此三穴都位於頭頂正中線上。

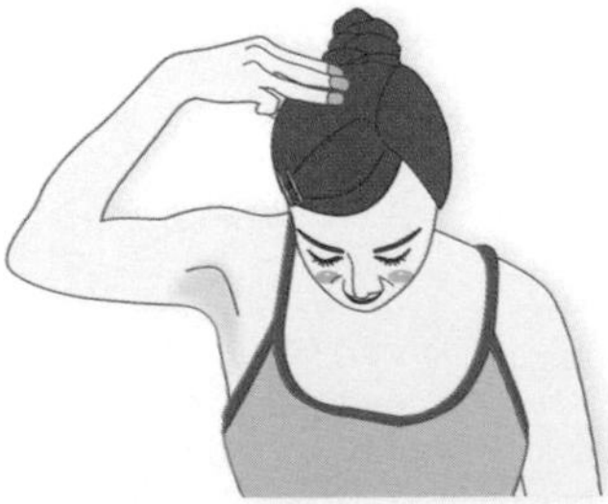

四　舉起手感覺疼痛嗎？五十肩的預防與緩解

由於我們平日工作時，雙手的動作範圍多半在身體前側，很少將手向上舉或向後伸展，舉凡上班族打電腦、家庭主婦做家事都是如此，再加上坐著的時候可能不知不覺地彎腰駝背，這樣一來，使得脊椎及肩胛骨的排列愈來愈趨向平日的動作姿勢，鮮少做到的動作就逐漸變得不容易做到，這其實就是用進廢退的道理。

所以爲了預防五十肩，只要常常做一些相對於平日工作方向的動作即可，如果你發現自己舉起雙手開始有疼痛的感覺，或者做以下所介紹的動作時會感到不適，發生五十肩的風險就比較高囉！你得更頻繁、更認眞地練習以下的動作了，只要堅持一段時間，疼痛就能舒緩，有效改善或避免五十肩的症狀。

彈力帶是增加肩關節柔軟度，改善肩頸痠痛，避免五十肩的好幫手，若能準備一條彈力帶，效果加倍，但如果沒有彈力帶，可以用毛巾代替。準備好輔助用具，我們開始做運動囉！

毛巾擴胸操

若平常有駝背習慣又很少做伸展運動的人，舉起雙手到耳後就會感到痛苦難耐，此時毛巾的輔助就格外重要了，拉著毛巾，雙手調整到恰當的距離，便能輕鬆做到闊胸的動作。雙手距離愈遠，手臂愈容易往後伸展，因此如果已經有肩關節活動範圍受限的情況，舉起手會感到疼痛，只要加大雙手距離，做起動作來就不會感到太吃力，練習一段時間，再慢慢縮短雙手距離，如此肩關節柔軟度就能漸漸提昇。

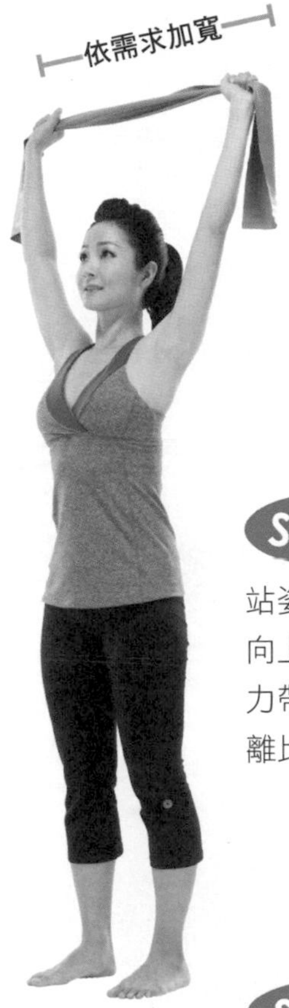

Step 1

站姿，雙腳與肩同寬，手臂向上伸直舉起，雙手握住彈力帶（或毛巾），雙手的距離比肩膀稍寬，吸氣預備。

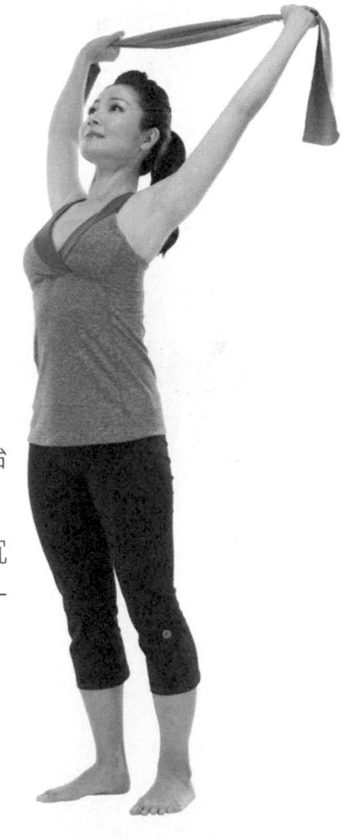

Step 2

吐氣，雙手向後方擴開，下巴微抬往上看，使得胸口完全舒展開來。

停留時間▶持續五～八次深長而沉穩的呼吸，約停留三十秒，休息一下再做一次，反覆兩次。

還原動作▶吸氣時回到STEP1，吐氣放下雙手，放鬆的呼吸數次，準備進入下一個動作。

肩關節伸展操

肩膀緊繃，上背僵硬，是現代人最普遍的問題，如果置之不理，長久下來，日趨嚴重是必然的，慢慢地可能連舉起手都覺得痠痛，痛起來又讓人更不敢舉手，肩關節的可動範圍愈來愈小，五十肩就這樣不知不覺產生了。

經常練習這個動作，肩頸上背僵硬的問題可以得到紓解，更可遠離五十肩的威脅，若已經有五十肩的讀者，因爲有毛巾和彈力帶的協助，也能循序漸進地愈做愈好，剛開始可能會很痛，但堅持一段時間就能徹底改善。

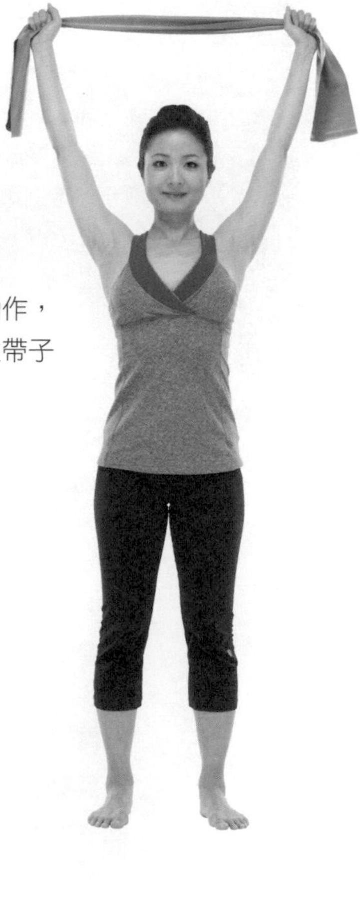

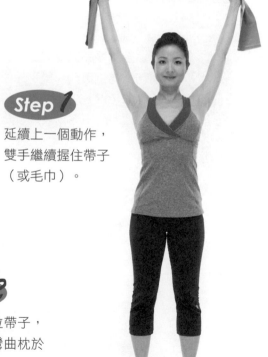

Step 1

延續上一個動作，
雙手繼續握住帶子
（或毛巾）。

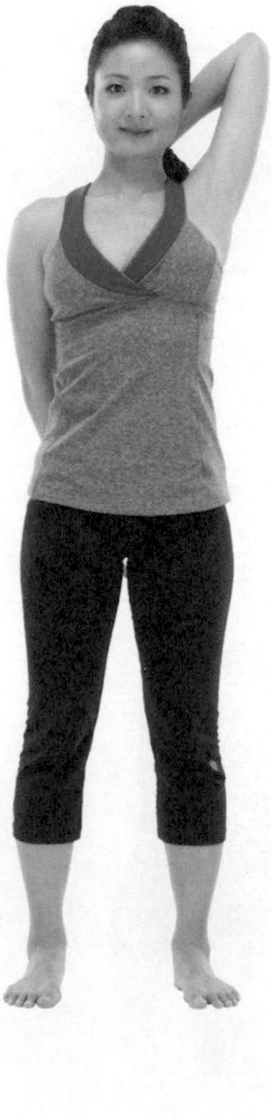

Step 2

右手往下拉帶子，
使得左手彎曲枕於
頭後方。

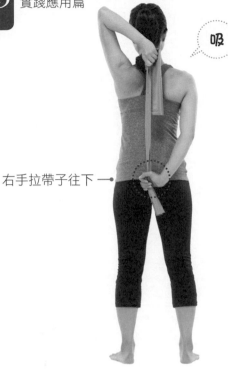

Step3

帶子繞手掌一圈（若使用毛巾則省略此步驟），右手拉著帶子向下伸直，將右手固定在尾骨的位置，吸氣預備。

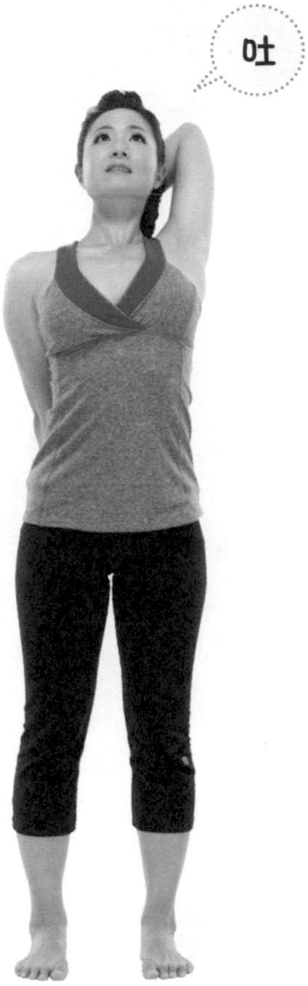

Step4

吐氣時，下巴微微上抬，讓頭可以幫助手臂更加向後擴展。感覺到左肩及左手臂被伸展得緊緊的。

停留時間▶持續五～八次深長而沉穩的呼吸，約停留三十秒。

還原動作▶吸氣時回到STEP2，吐氣放鬆，甩一甩，並拍一拍左手臂。

Step5

換邊做相同動作。

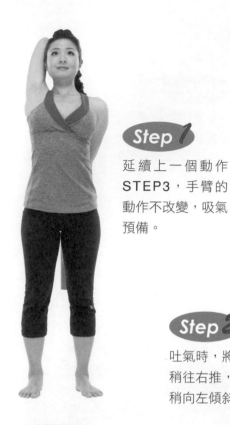

毛巾側伸展

這個動作主要伸展肩膀外側，疏通肺經、心經、心包經，刺激按摩位於腋窩正中點的極泉穴，可使心情保持愉快，心律運作正常，增進肩關節的柔軟度，避免肩膀僵硬痠痛，減緩疼痛的症狀。

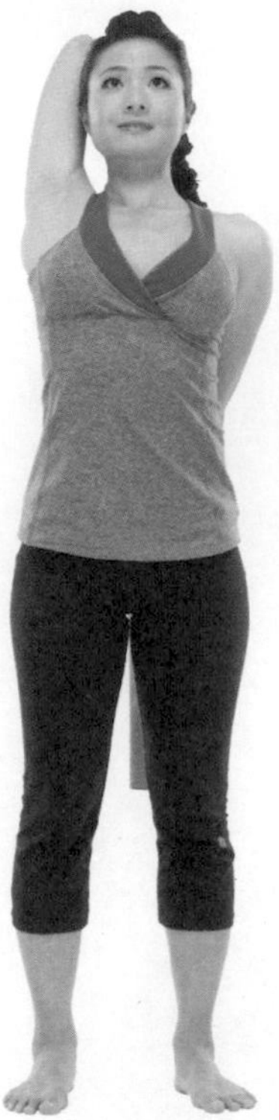

Step 1

延續上一個動作STEP3，手臂的動作不改變，吸氣預備。

Step 2

吐氣時，將臀部稍稍往右推，身體稍稍向左傾斜。

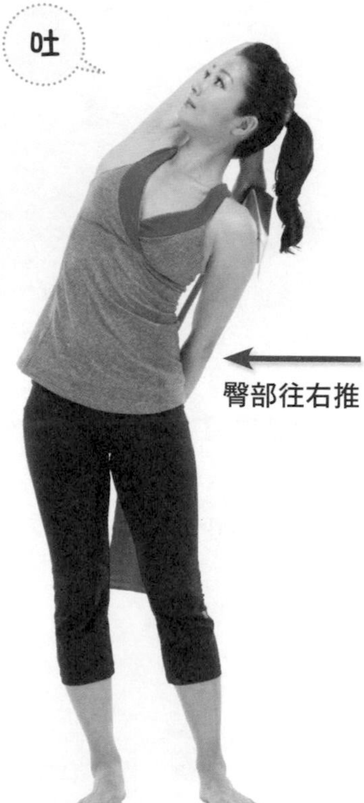

Step 3

當感覺到身體右側已經伸展到最徹底時停留，頭往右邊轉，眼睛往上看，此時注意要挺直脊椎，感覺整個背部好像貼在背後一面假想的牆壁上。

停留時間▶持續五～八次深長而沉穩的呼吸，約停留三十秒。

還原動作▶吸氣時回到STEP1，吐氣放鬆將手放下，動一動。

Step 4

換邊做相同動作。

前彎毛巾操

當我們身體前彎，手臂向下垂時，整個肩關節及轉肩肌群可以藉由地心引力的力量向下放鬆伸展開來，肩胛骨周圍有被按摩到的感覺，時常練習對於肩部的保健非常有幫助，但這個動作是較爲深度的伸展，建議先練習前面三個動作後再接著做。

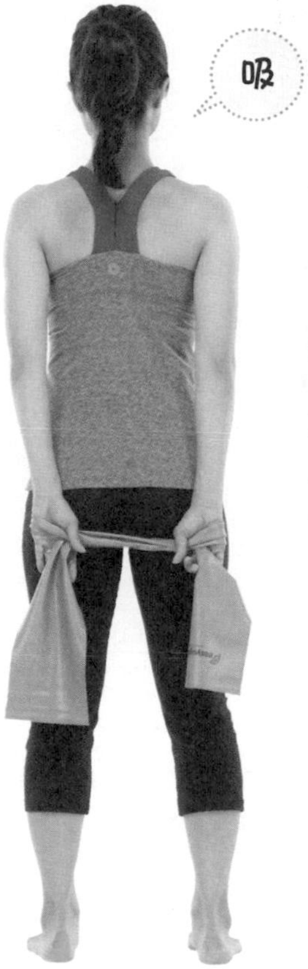

Step 1

雙腳張開與肩同寬。雙手在背後伸直，掌心朝向後方，抓住帶子或毛巾，吸氣，抬頭挺胸，將脊椎向上拉長。

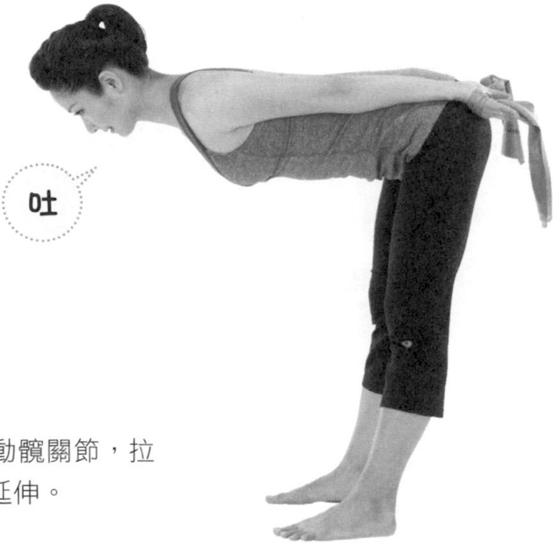

Step 2

吐氣時，啟動髖關節，拉直脊椎向前延伸。

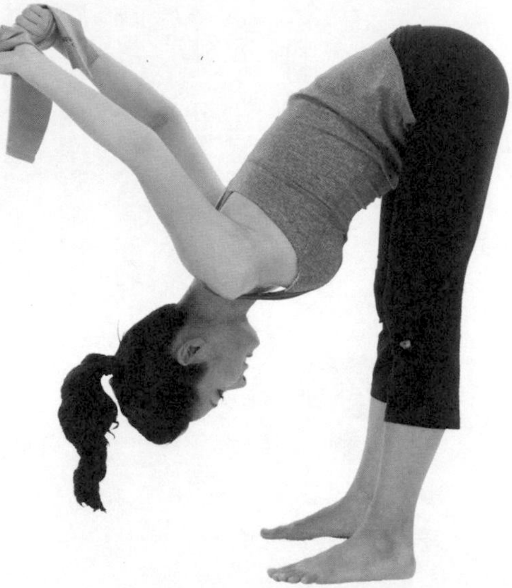

Step3

身體繼續向前彎，直到上半身向下放鬆，此時手臂應在背後往下垂，將力量交給地心引力（若感覺手臂並沒有向下掉的感覺，可以將雙手距離拉開，使手臂可以向下放鬆。）

停留時間▶持續五～八次深長而沉穩的呼吸，約停留三十秒。

還原動作▶先將彈力帶放掉，再將手臂還原下垂，再吸氣緩慢的將脊椎一節一節捲上來，吐氣放鬆，回到站姿。

穴道按摩

感到肩膀僵硬通常是因為長時間固定坐姿，並使用手指及手臂工作所引起，此時除了馬上起身伸展伸展筋骨外，再搭配按摩肩膀周圍的巨骨、肩髃、天宗和手臂上的臂臑等穴，可使肩膀更加放鬆舒暢。以及p73所介紹的肩井穴和曲垣穴。

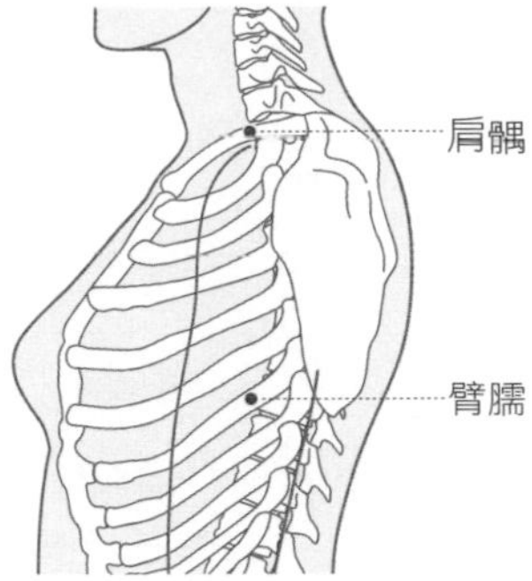

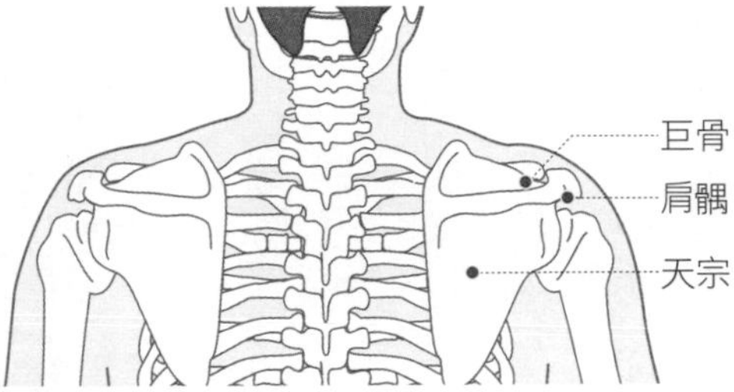

天宗及臂臑穴手法

同樣以食指和中指指腹按壓，從胸部外側著手。

天宗穴穴位：肩胛骨正中央。

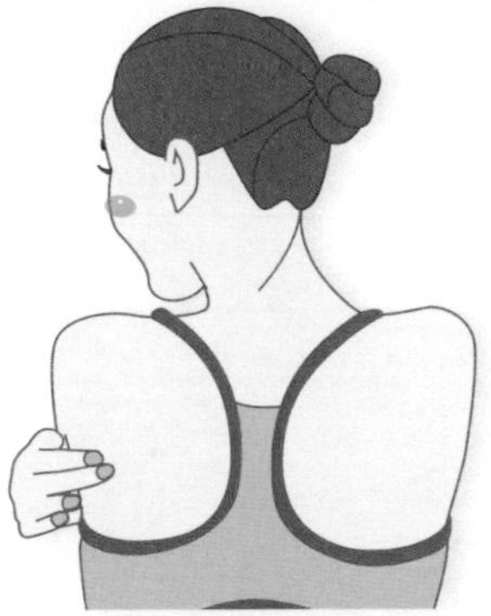

巨骨及肩髃穴手法

這兩個穴點很接近，皆可用食指和中指指腹按壓，手法相同。

巨骨穴穴位：肩胛骨外側上端凹陷處。

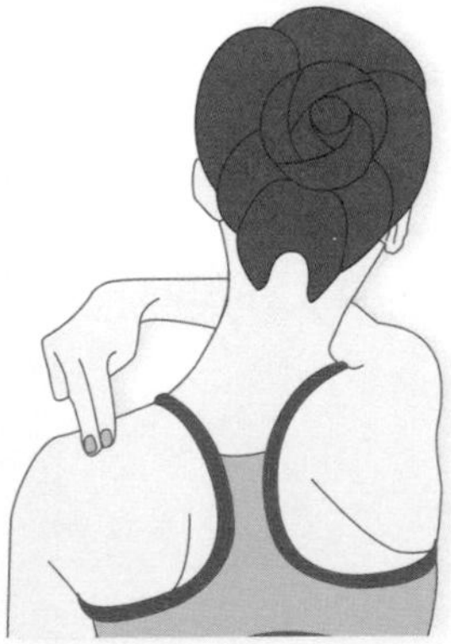

臂臑穴穴位：手臂外側，三角肌最下端。

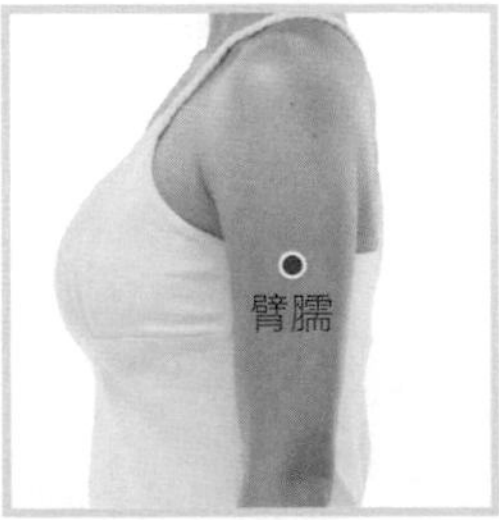

五　胸悶，心情鬱悶時

你知道嗎？心情鬱悶時要伸展手臂！

手臂內側有心經、肺經和心包經，這些是掌管情緒和心律的經絡，而胸腔也有許多與呼吸系統和情緒有關的穴道，由於平常我們很少伸展這些部位，再加上長時間含胸工作，這些經穴沒有得到疏通，在這樣的情況下氣血循環不良，鬱悶的感覺油然而生，總是覺得悶悶不樂，只要了解這些生理上的原因，並養成做伸展運動的好習慣，隨時保持經絡暢通，我們的思考模式會比較傾向正面思考，遇到煩惱的事也就比較容易化解了。

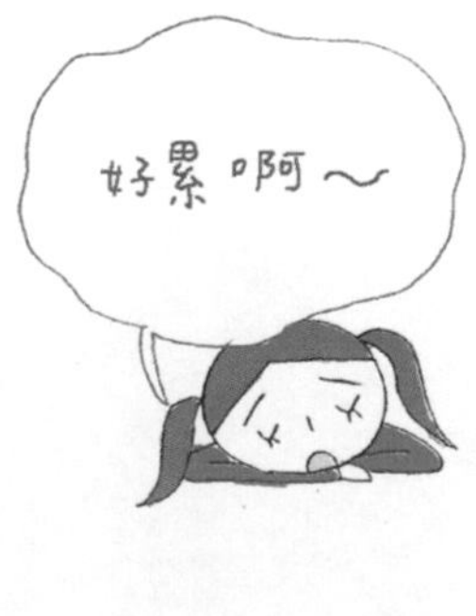

手臂伸展

藉由牆壁的輔助，幫助我們把肩關節闊開，同時疏通手臂內側的經絡。

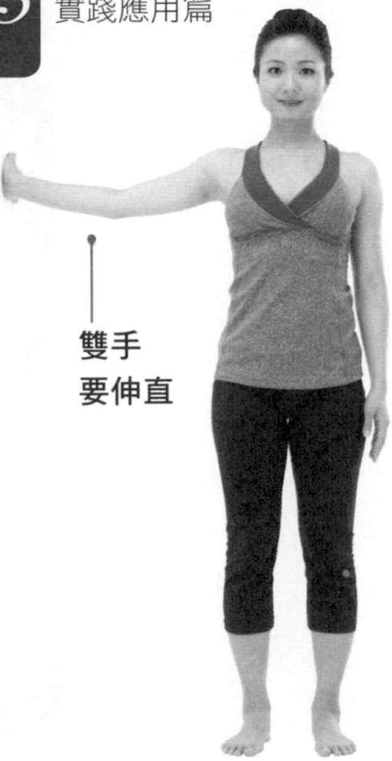

Step 1

站在牆壁的旁邊，讓牆壁在身體的右側，雙腳張開與肩同寬，右手臂伸直扶牆，手指頭朝向正後方，注意手掌扶牆的高度與肩同高。

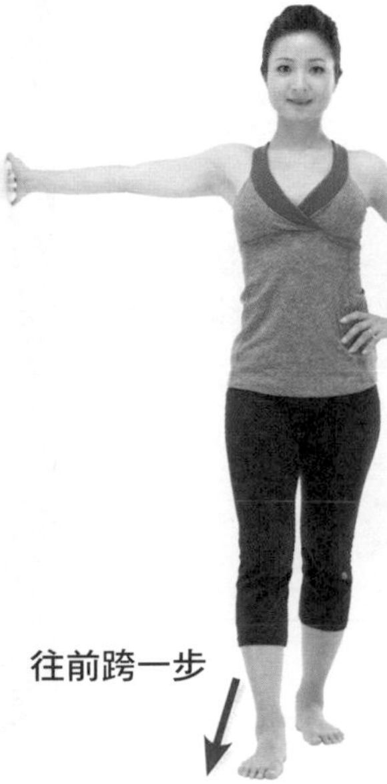

Step 2

右腳往前跨一小步，吸氣預備。

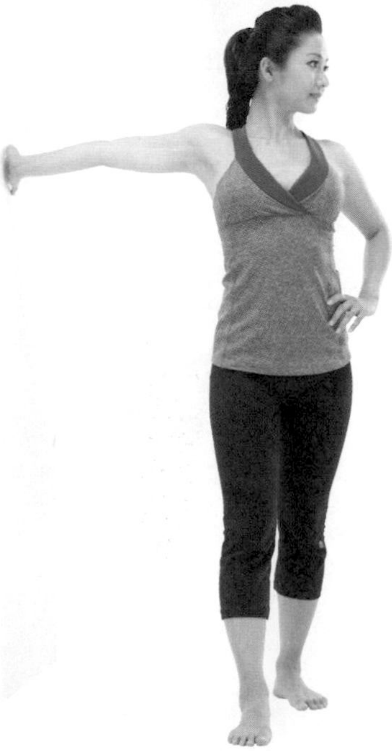

Step 3

吐氣時，身體往左邊轉動，同時頭往左邊轉動，此時會感覺右邊肩膀及手臂內側痠痠麻麻的，表示伸展到手臂內側的經絡。

停留時間▶持續五～八次深長而沉穩的呼吸，約停留三十秒後。

還原動作▶吸氣時回到STEP1，吐氣放鬆。

Step 4

換邊做相同動作。

背後握手闊胸

接下來以不同的角度和方向來擴胸，更全面地疏通胸前的經絡及穴道，但這個動作需要較多的肩關節柔軟度，若手無法貼牆壁，可以請同伴協助，用另一種方式完成同樣的動作，亦可達到相同效果。

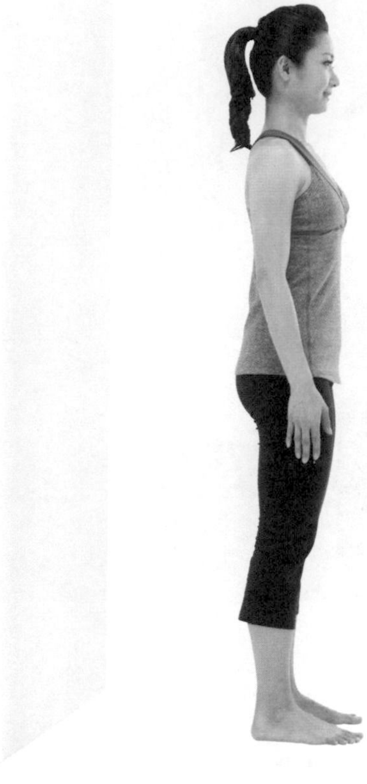

Step 1

背對著牆站立。

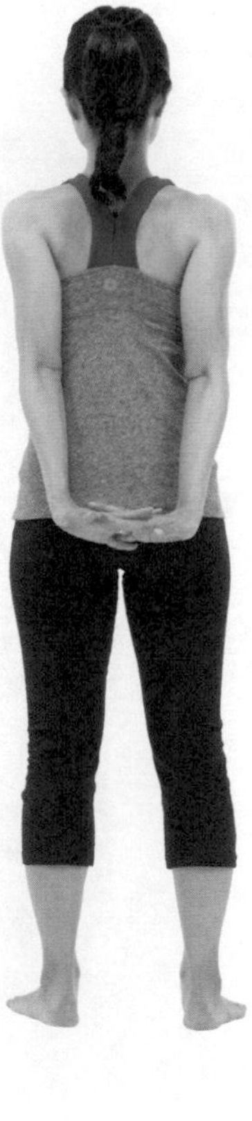

Step 2

雙手在背後合掌，
掌心朝下。

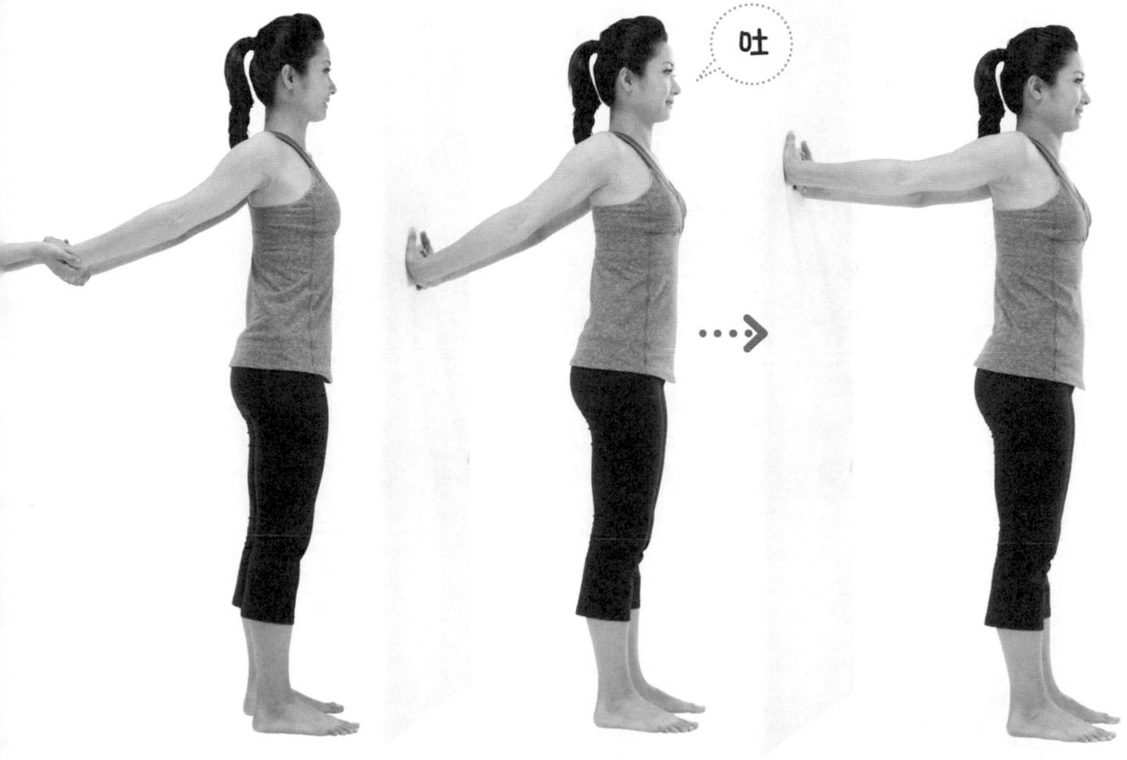

Step 3

吐氣時，掌心貼牆，慢慢往上移動到最盡力的位置。或者請同伴協助，讓同伴拉著我們的手儘量往上抬高。

停留時間▶停留五～八次深長而沉穩的呼吸，約三十秒。

還原動作▶吸氣時緩緩的將手順著牆壁往下放，吐氣放鬆。

展開雙臂深呼吸

上一個動作先讓我們的肩膀和手臂放鬆開來，接下來我們要展開雙臂，將抑鬱在胸口的壓力舒展開來，同時藉由呼吸法，使肺部充滿空氣，氧氣運行全身，腦部和身體都將因此重新啓動能量，整個人都會因此而更有元氣。

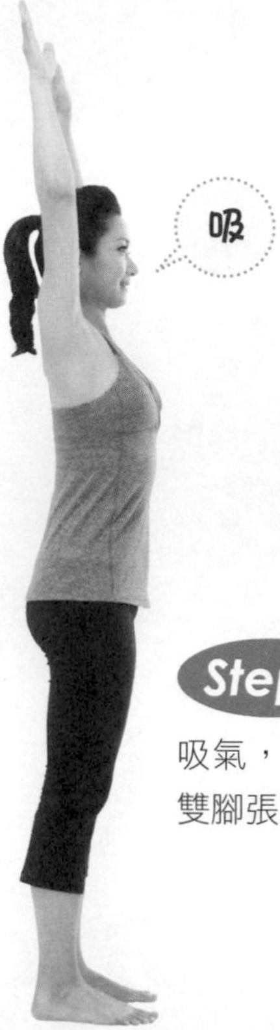

Step 1

吸氣，背對著牆站立，與牆距離一小步，雙腳張開與肩同寬，雙手向上舉起。

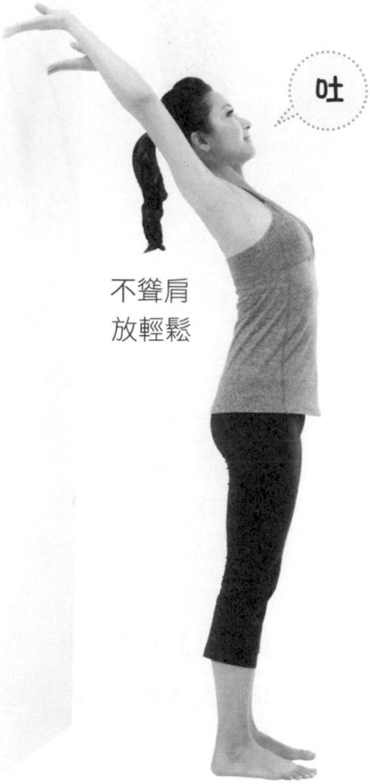

Step 2

吐氣時，雙手往外張開，讓手臂停留在耳朵後方，手指輕輕碰牆，下巴微抬往上看，注意肩膀下壓放鬆不聳起。

停留時間▶停留五～八次深長而沉穩的呼吸，約三十秒。

還原動作▶吸氣回到STEP1，吐氣放鬆將雙手放下。

扶牆舞蹈式

舞蹈式可以打通身體正中央的任脈，調和心律，消除鬱悶，除此之外，單腳平衡的練習，不但能強化身體各部位的肌力、雕塑身體線條，更可增進我們的專注力，幫助我們拋開負面情緒，正向積極的繼續迎接生活挑戰。

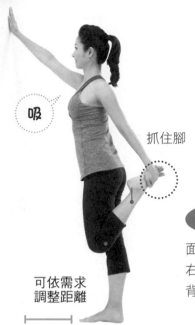

Step 1

面向牆壁站立，約離牆壁一個手臂的距離，右手向上伸直舉起扶住牆壁，左手抓住腳背，吸氣預備。

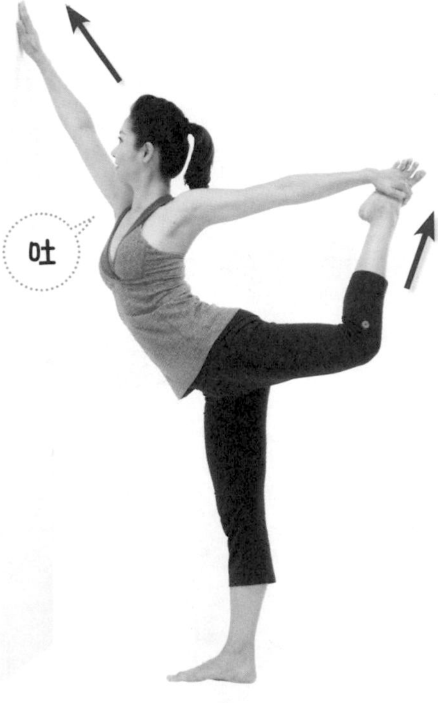

Step 2

吐氣時，左腳往上延伸到最高的位置，感覺到身體前側、左手臂及雙腿痠痠麻麻的，氣血在全身加速循環流通的感覺。

停留時間▶停留五～八次深長的呼吸。

還原動作▶吸氣回到STEP1，吐氣時手和腳緩緩放下。

Step 3

換邊做相同動作。

穴道按摩

膻中穴是改善心悸、胸悶、憂鬱的重要穴道，當我們感到胸悶、壓力大、心情不好或呼吸不順暢時，都可以隨時自己DIY按摩此穴，幫助自己改善症狀，在有人協助的情況下，可搭配背後的肝俞、膽俞、脾俞、胃俞等位於膀胱經上脊椎兩側的俞穴，更能紓解鬱結之氣，使身心同時獲得放鬆。

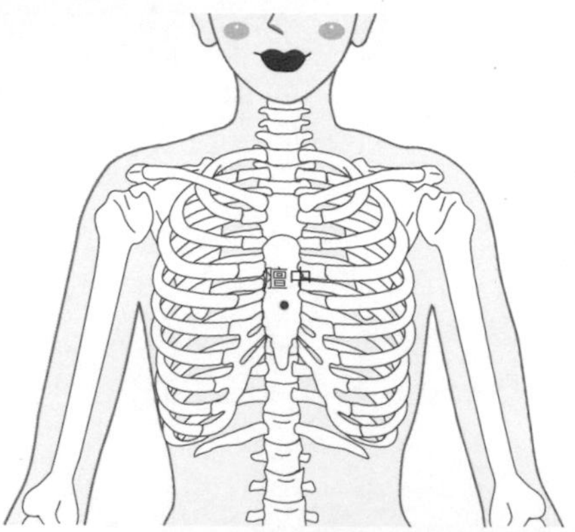

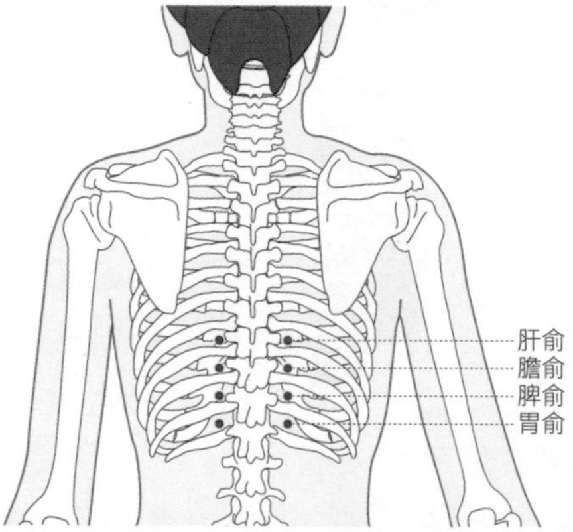

膻中穴手法： 以大拇指按壓(同P114巨闕)。

膻中穴穴位：兩邊乳頭連線正終點。

自己按摩背後穴點手法：握拳，以食指或中指位於手掌的指關節揉按。

他人協助按摩背後穴點手法：按摩者以雙手拇指指腹協助按壓背後穴點。

肝俞、膽俞、脾俞、胃俞穴穴位：皆位於後背胸椎兩側。

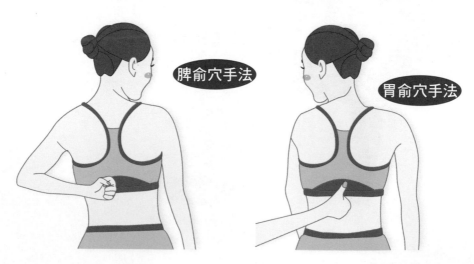

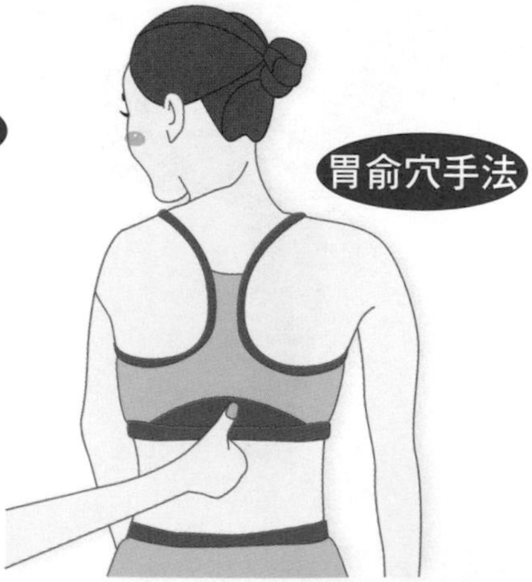

六 上背僵硬不能忍！

久坐、缺乏運動、駝背等習慣都是造成上背僵硬的原因，而這個問題已經成爲一般人都會發生的文明病，若感覺到上背僵硬，必須儘快透過運動、伸展和按摩得到緩解，因爲脊神經是錯綜複雜且上下牽引的，若不尋求改善，久而久之可能引發頸部、頭部，甚至腰部、下背的疼痛，所以一有不適，就趕緊做做接下來幾個動作和按摩法吧！

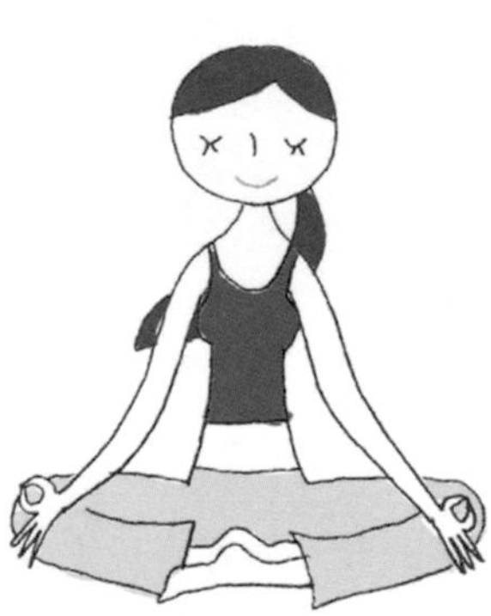

桌子式伸展

只要有一面牆，或者一張高度和自己下半身差不多高的桌子或椅子的椅背，就可以當做一個很棒的拉筋輔助工具，幫助自己的背部拉直、拉長，使鬱結在背後緊繃的壓力舒展開來。

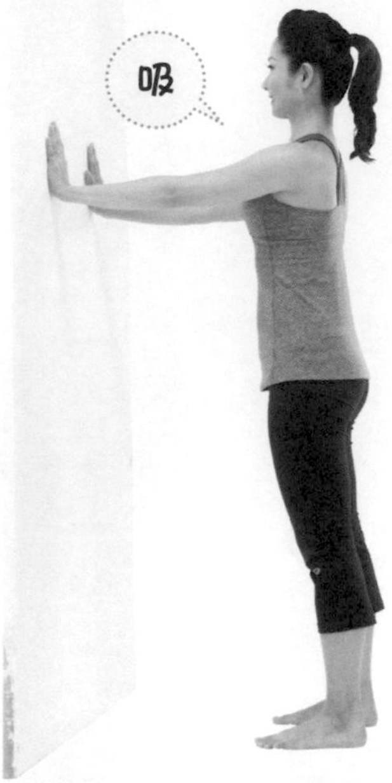

Step 1

雙手扶牆，或者辦公桌、椅背，只要高度和自己的下半身（從骨盆開始算起）差不多高即可，吸一口氣預備。

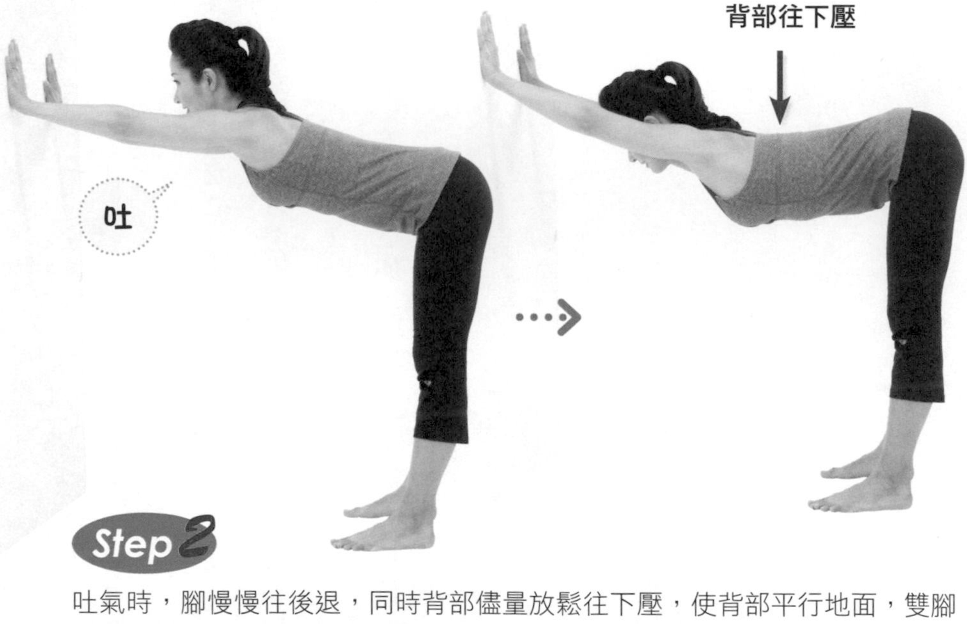

Step 2

吐氣時，腳慢慢往後退，同時背部儘量放鬆往下壓，使背部平行地面，雙腳垂直地面，若柔軟度許可讓上臂更往下陷一點，眼睛看著前方的牆壁。

停留時間▶當背部盡力往下壓到最低，會感覺到肩胛骨周圍的肌群有被按摩的感覺，痠痠緊緊的，做五～八次緩慢深長的呼吸，提醒自己一次比一次更放鬆一點，慢慢地肩頸及背部的壓力會逐漸舒展開來。

還原動作▶吸氣慢慢往前走回到STEP1，吐氣放鬆。

拉手肘側伸展

接下來針對上背的外側做拉筋的動作，拉著手肘往側面伸展，能疏通手臂上的肺經、心包經及心經，減緩肩胛骨周圍的緊繃痠痛，更可紓展身體側面的肝經及膽經，排出身體毒素，使氣血流通順暢，消除疼痛僵硬。

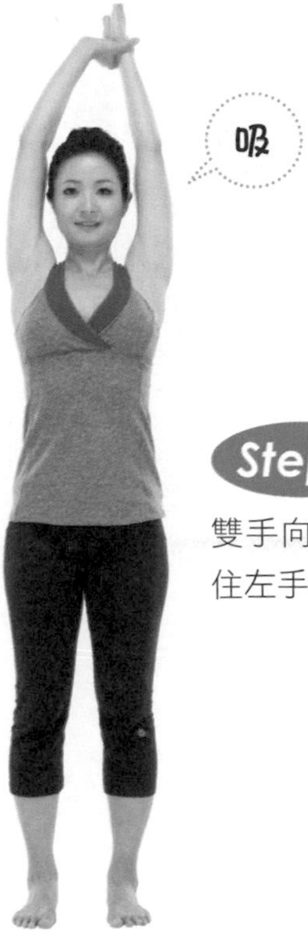

Step 1

雙手向上舉起，右手手掌握住左手手肘，吸氣預備。

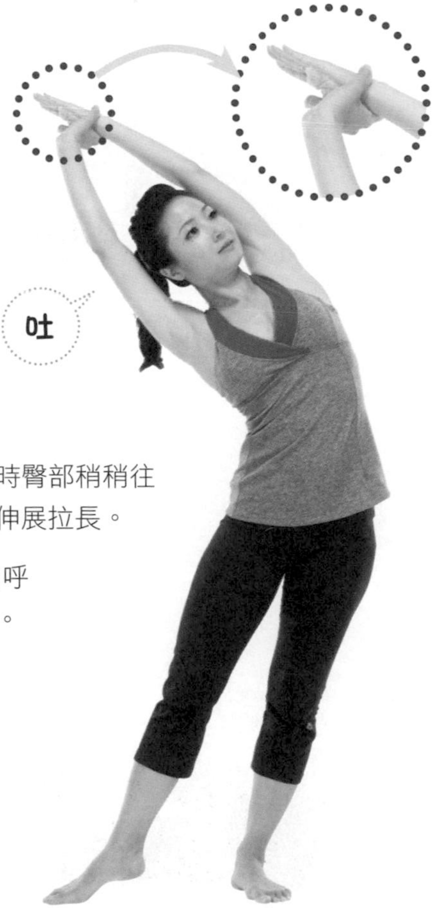

Step 2

吐氣時右手輕輕將手肘往右拉，同時臀部稍稍往左推，感覺到身體左側至手臂整個伸展拉長。

停留時間▶停留五～八次深長的呼吸，約三十秒，再換邊做相同動作。

還原動作▶吸氣時回到STEP1，吐氣將雙手放下。

Step 3

換邊做相同動作。

坐姿扭轉

伸展胸椎兩側的肌群，疏通背後的膀胱經、督脈，及橫向的帶脈，按摩上背的肩井穴、曲桓穴，使上背的壓力和緊繃感紓解開來。

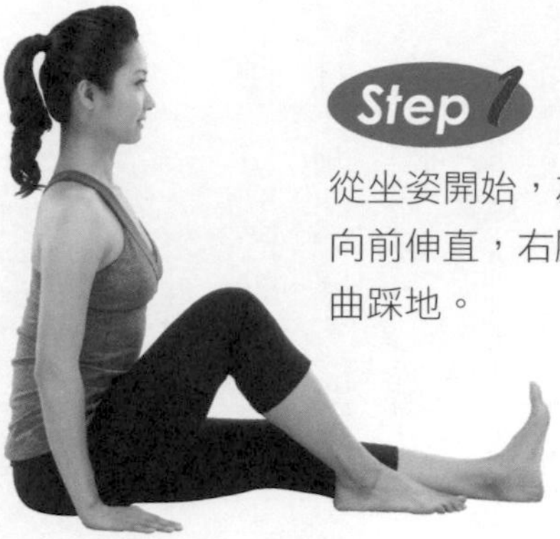

Step 1

從坐姿開始，左腳向前伸直，右腳彎曲踩地。

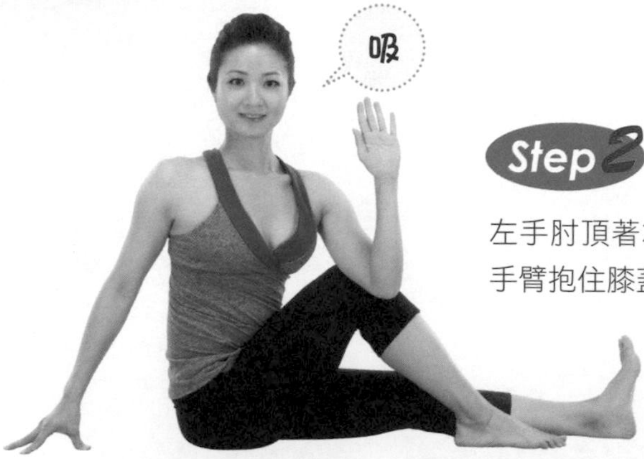

Step 2

左手肘頂著右膝蓋外側，或者以小手臂抱住膝蓋外側，吸氣預備。

Step 3

吐氣時，身體挺直往右邊扭轉，使胸口轉過來朝向右邊，扭轉到底之後，頭往右邊轉，下巴靠近右肩。

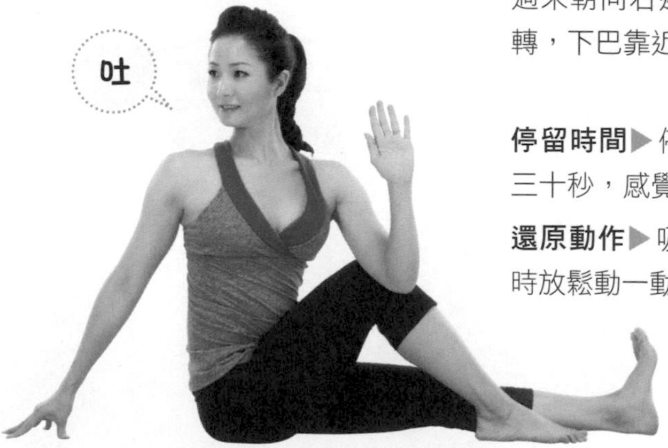

停留時間▶停留五～八次規律的呼吸，約三十秒，感覺脊椎周圍的肌肉得到按摩。

還原動作▶吸氣時慢慢回到STEP1，吐氣時放鬆動一動，空掌拍一拍下背。

Step 4

換邊做相同動作。

牛貓式

牛貓式是一個非常棒的脊椎保健操，經常練習可以預防僵直性脊椎炎等沾粘性的病變，當我們往上拱背到貓式時，上背有擴張的感覺，使背部的肌肉和經絡拉長伸展，反之，當我們腰部下陷到牛式時，上背部的許多穴道得到按摩，如此來回反覆數次，可以使整個上背部活絡起來，緊繃和不適感便隨之緩解。

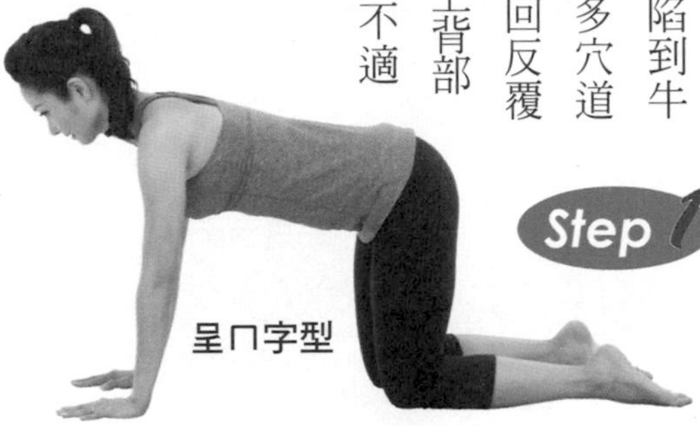

Step 1

從四足跪姿開始，膝蓋和手臂皆張開與骨盆和肩膀同寬，身體呈ㄇ字型，吸氣預備。

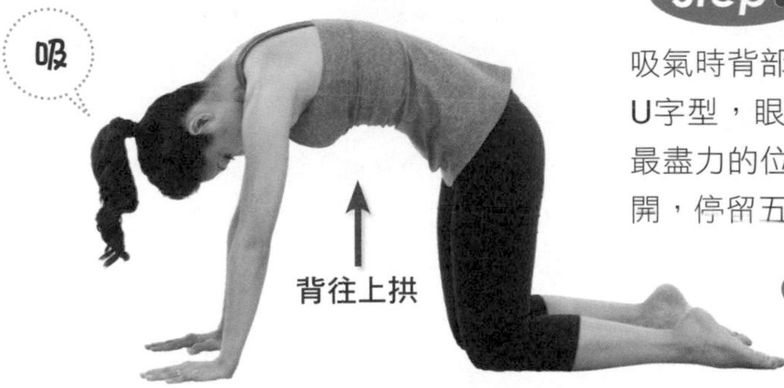

Step 2

吸氣時背部往上拱起到，讓身體呈倒U字型，眼睛往腹部的方向看，直到最盡力的位置，感覺整個上背往上打開，停留五秒。

Step 3

吸氣慢慢還原回到脊椎自然的位置STEP1。

Step 4

吐氣時，腰往下陷，頭往上抬高，感覺肚臍有股力量往下，頭頂有股力量往上，兩個部位做反向的拉伸，使得背部呈一個U字型。

停留時間▶配合深吸、深吐，連續緩慢的反覆進行（STEP1）～（STEP4）五到八次，感覺背部的痠緊感一次一次減少，上背熱了起來。

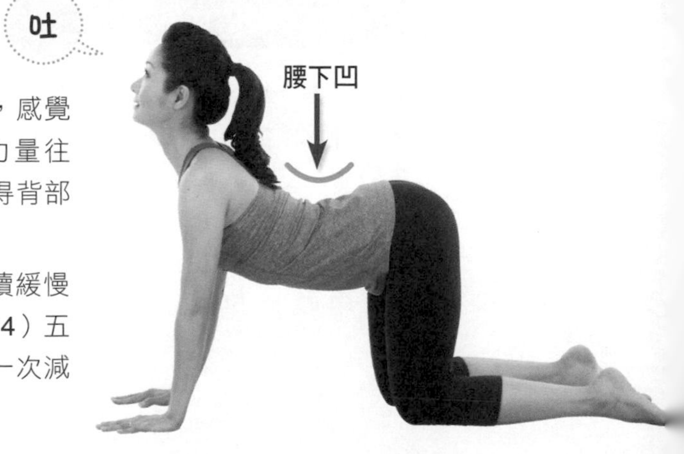

穴道按摩

上背及肩頸的痠痛通常是同時發生的，因此我們可以從P87 所介紹的肩關節周圍的穴點開始按摩，再加上位於上背的幾個特效穴道，如大杼、肩外俞、肺俞、厥陰俞，如此緩解上背痛的效果會更好喔！

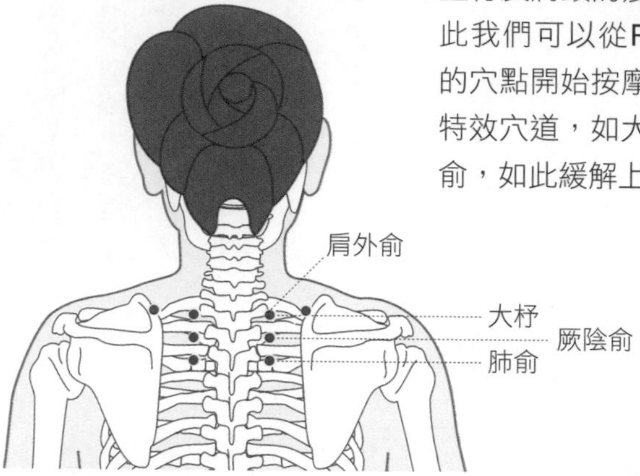

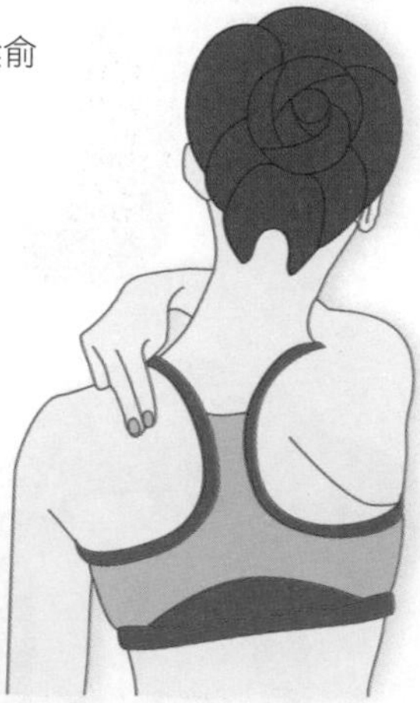

肩外俞穴手法

以食指和中指按壓。

肩外俞穴位：第一胸椎(位於第七頸椎下方，沿著頸部後側向下觸摸，最凸的一塊骨頭即頸椎第七椎)和第二胸椎中間凹陷處，向左右各三吋(約四指寬)處，兩邊各一。

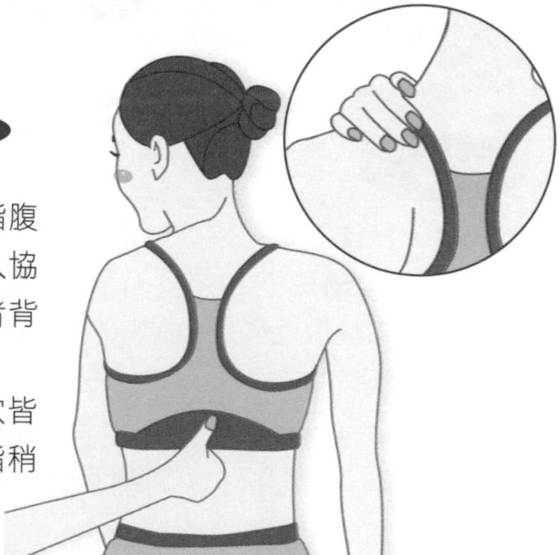

大杼、肺俞、闕陰俞穴手法

以食指、中指、無名指三根手指指腹一起在胸椎兩側按壓，或藉由他人協助，按摩者以雙手大拇指按壓患者背部穴點。

大抒、肺俞、闕陰俞穴位：此三穴皆位於胸椎兩側約1.5吋(約比大姆指稍寬)。

七 腰部痠痛、下背痛時

一般情況下的腰痠和下背痛，與核心肌群力量不足有很大的相關，核心肌群指的是胸部以下、膝蓋以上的肌群，如腹肌、大腿肌肉等，肌力不夠時，腰椎所要承受的壓力大，長時間壓迫腰椎而產生腰痛、下背痛的問題，爲了減少壓迫，強化核心肌群是關鍵，只要腰椎周圍的肌群能強而有力的保護腰椎，腰椎的壓力減少，痠痛的機會當然也跟著減少，再配合伸展運動和穴道按摩，持續保持運動習慣，便能逐漸改善疼痛的頻率，進而獲得根治。

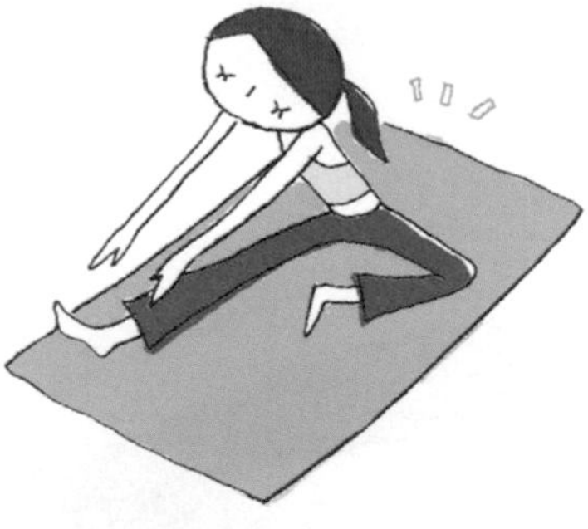

棒式

棒式不但能有效訓練腹肌，保護腰椎，減少腰椎壓力，改善下背痛，更可雕塑腿部線條，減少腹部多餘的贅肉。

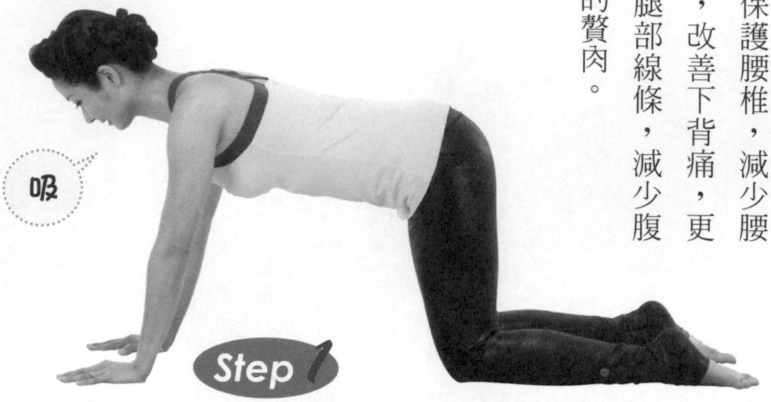

Step 1

從四足跪姿開始，手掌和膝蓋皆與肩同寬，吸氣預備。

Step 2

雙腳向後伸直，雙腳張開與肩同寬，夾臂收腹，保持軀幹和腿部呈一直線，勿讓臀部有下陷或翹起的情形，使力量能集中在核心肌群。

停留時間▶停留五～八次規律的呼吸，約三十秒，休息三十秒後再反覆一次。

還原動作▶吸氣時膝蓋跪地回到STEP1，吐氣時放鬆。

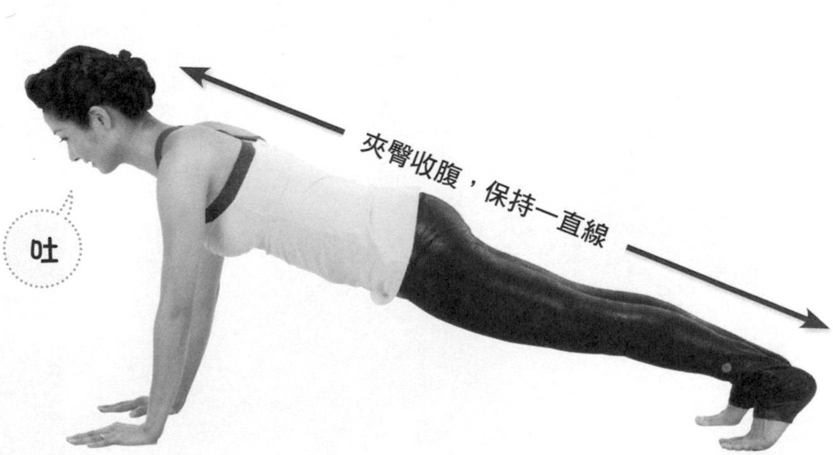

反向棒式

棒式主要訓練的是身體前側的腹肌，而反向棒式則是訓練身體後側下背部的肌力，腰椎前後的肌肉一起加強，使腰椎能得到充分的保護。

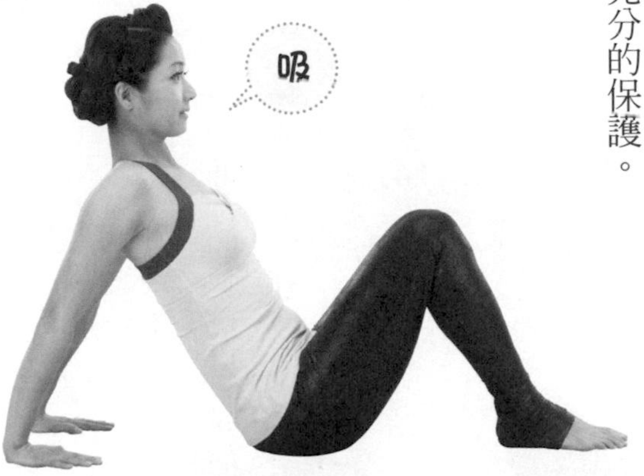

Step 1 從坐姿開始，雙腳彎曲踩在地上，雙手放在身體後方，手指指向前方，吸氣預備。

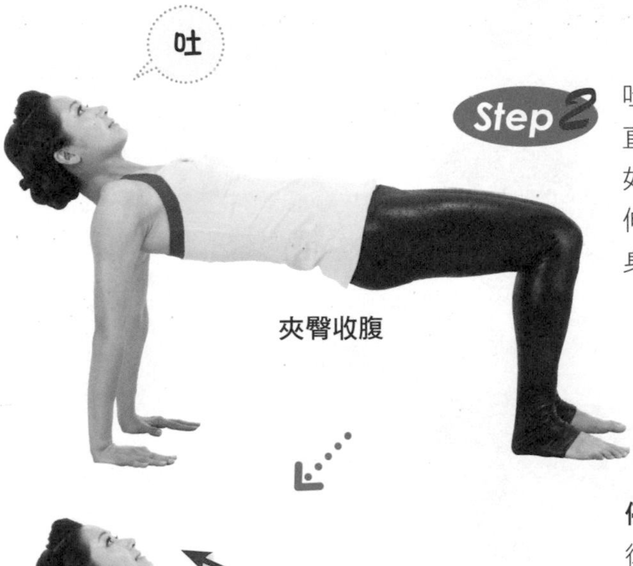

Step 2 吐氣時臀部夾緊往上推高，直到身體和大腿呈一直線，如果能力許可，也可以把腳伸直併攏，讓整個腿部皆與身體呈一直線。

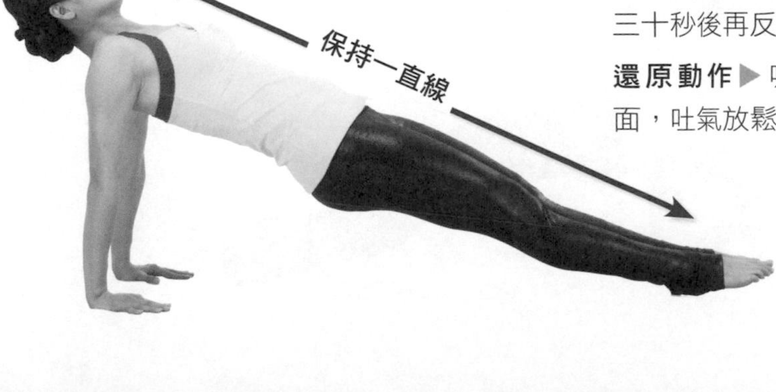

停留時間▶停留五～八次規律的呼吸，約三十秒，休息三十秒後再反覆一次。

還原動作▶吸氣時坐回地面，吐氣放鬆。

橋式

橋式幫助我們向前伸展脊椎，增加脊椎柔軟度，同時可以自我按摩到平時腰痠時最感到痠痛的兩個穴道，腎俞和志室穴，疏通氣瘀的穴點，緩和痠痛。

Step 1

從躺姿開始，腳靠近臀部踩地面，雙腳張開與肩同寬，腳趾朝前，雙手分別抓著雙腳腳踝，吸氣預備。

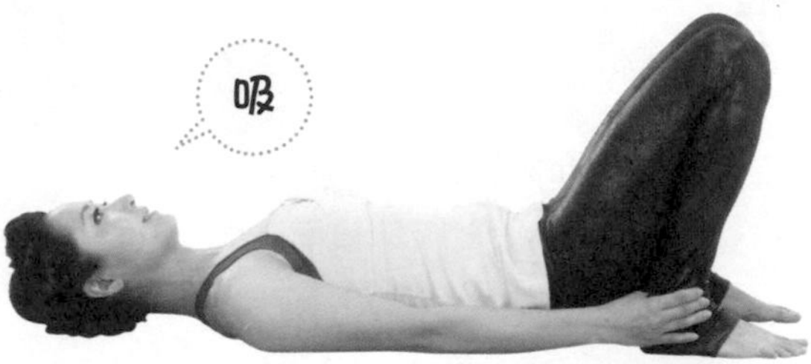

Step 2

吐氣時將臀部儘量推高，手臂挪到腰部下方，讓手臂垂直地面，掌腹放在腰椎兩側的肌肉上，支撐好腰部後，身體儘量放鬆，讓掌腹刺激按摩腎俞穴及志室穴兩個穴道，若能力許可，可將腿部伸直。

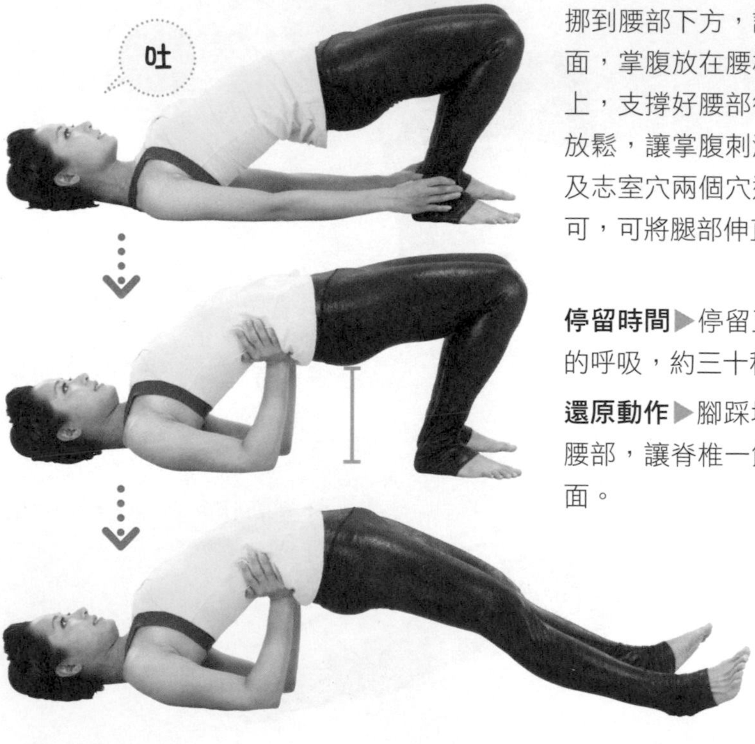

停留時間▶停留五～八次深長的呼吸，約三十秒。

還原動作▶腳踩地板，手離開腰部，讓脊椎一節一節貼回地面。

拔瓦斯式

相對於橋式，這是一個反向伸展的動作，橋式使脊椎往前伸展，而拔瓦斯式則使脊椎往後屈曲，紓展通過下背部的督脈及膀胱經，使氣血流通，減緩腰痠和下背痛的症狀。

Step 1

維持躺姿。

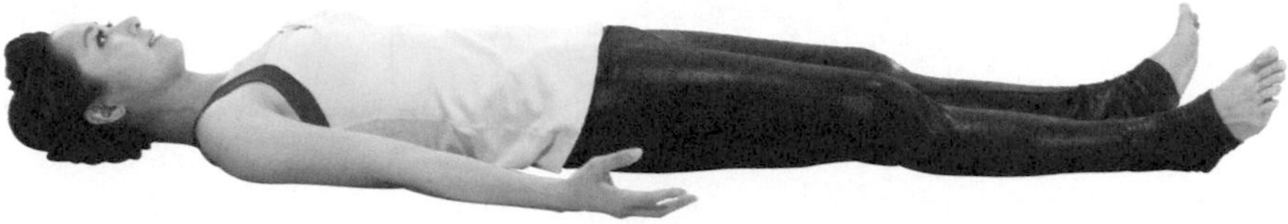

Step 2

膝蓋併攏，腳彎曲靠近身體，雙手交叉環抱腿部，手掌抓住腳底，下巴靠近膝蓋，讓身體像嬰兒一樣捲在一起。

停留時間▶停留五～八次深長的呼吸，約三十秒。

還原動作▶還原之前，先將手移過來抱住小腿前側，前後滾動五～八次，刺激按摩下背部的經穴和肌肉，再平躺放鬆休息。

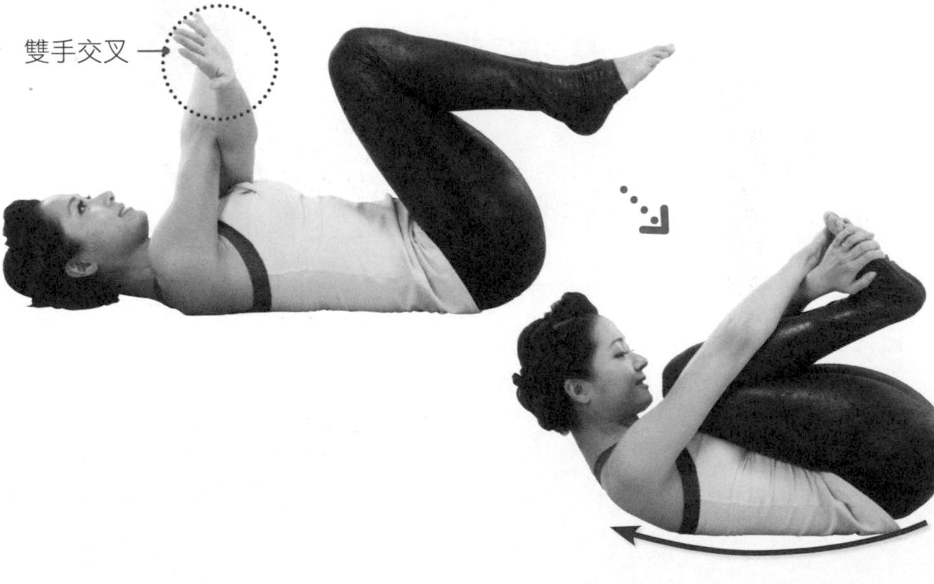

穴道按摩

鍛鍊腹肌是改善腰痛最治本的方法，而伸展及按摩則可緩解已發生的痠痛，三焦俞、腎俞、志室穴、大腸俞、關元俞是針對舒緩腰痛的特效穴道，做橋式時能藉由身體重量使掌腹按摩到這些穴道，而滾背的動作也能夠因為跟地板接觸達到按摩的效果，除此之外我們也可施以指壓來強化。

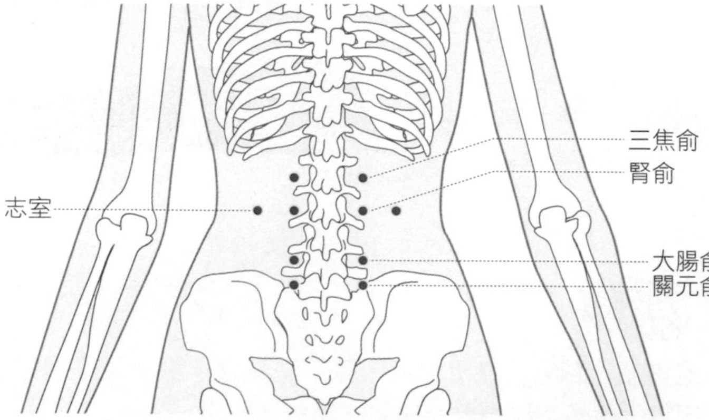

腎俞穴手法

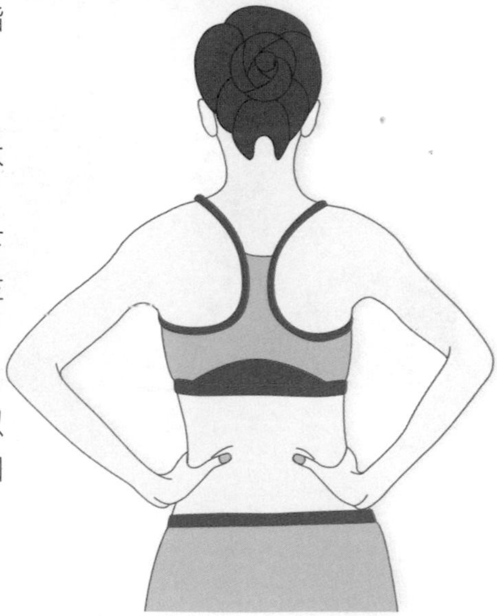

自己按摩背後穴點手法： 以雙手大拇指按壓並揉一揉位於腰椎兩側的穴點。

三焦俞、腎俞、大腸俞、關元俞穴位： 此四穴皆位於腰椎兩側約1.5吋(約比大姆指稍寬)。

至室穴穴位：第二腰椎(與背後肋骨最下端等高的腰椎)兩側三吋(約四指寬)，左右個一。

他人協助按摩背後穴點手法：按摩者以大拇指指腹在患者腰椎兩側的穴點來回反覆按壓。

八 失眠難以入睡時，拉拉筋助好眠

忙了一整天，終於可以躺下來了！但是你確定你的身體已經放鬆了嗎？心情準備好要休息了嗎？恐怕有很多人的答案是否定的，大家一定都有輾轉難眠的失眠經驗，只是頻率多寡之分，躺在床上，腦袋裡仍不停煩惱著各種瑣事，你知道嗎？此時你的身體也是緊繃的，並沒有眞正的放鬆開來，心理影響了生理，有很多人即使睡著了，肩膀還是聳起的，思緒也還在打轉，從來沒有眞正放鬆過，睡眠品質當然不好，這就是爲什麼隔天早上醒來仍然疲憊的原因。

失眠時，如果硬是想睡，就硬是睡不著，這個時候不妨花個五到十分鐘，試試幾個伸展拉筋的動作，再透過呼吸調息的方式，讓身體放鬆，以生理來影響心理，使心也靜下來，才能擁有一夜好眠。

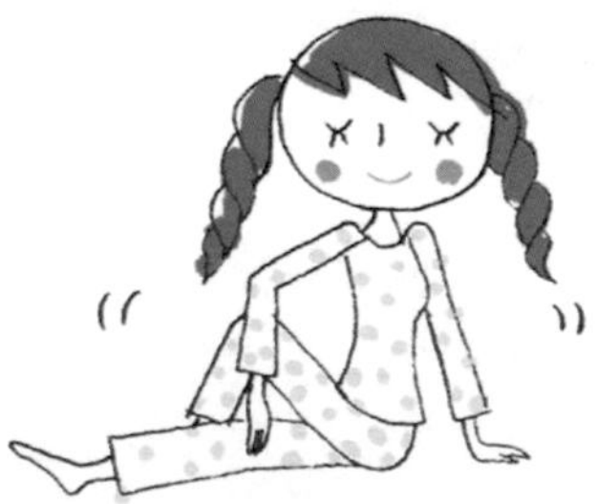

貓伸懶腰

一般我們最不容易放鬆的是肩頸部位，只要腦中還想著某些事情，肩膀多半就還是聳起的，頸部也會跟著僵硬，此時我們可以模仿貓伸懶腰的動作，在床上趴一會，就能讓上背肩頸壓力得到釋放。

Step 1

先以四足跪姿作為預備動作，雙手和膝蓋打開與肩同寬，手臂和大腿皆與床面垂直。

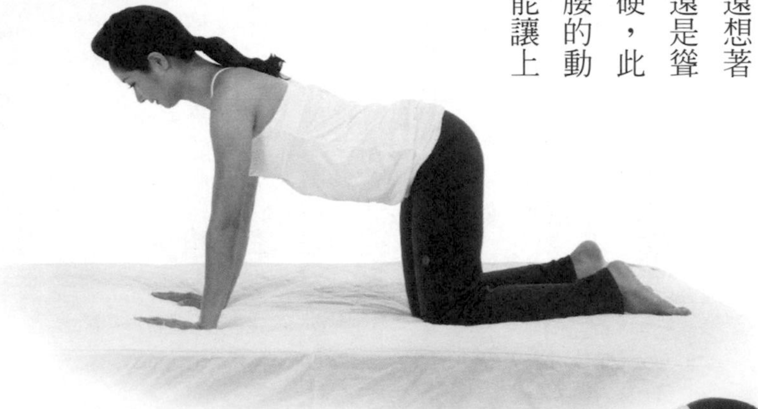

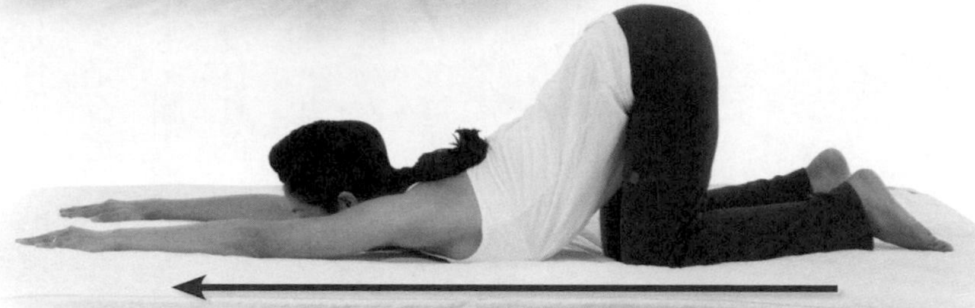

胸部和下巴往床面靠近

Step 2

下半身保持不動，大腿仍與床面垂直，上半身向下趴，使得胸部和下巴貼著床，雙手向前伸直。若下巴和胸部無法碰到床，可以墊一個枕頭在胸部和下巴的下方。

停留時間▶把全身的力量都交給床，完全放鬆，將意念專注在呼吸上，在一吸一吐間，感覺到身體愈來愈放鬆，直到覺得剛開始做這個動作時的緊繃痠痛感逐漸消失，這至少需要一分鐘的時間。

還原動作▶把腳向後伸直，趴下來休息一下。

弓式

為了讓情緒可以平靜下來，開胸的動作一定不可少，弓式是一個非常好的擴胸姿勢，雙腳向後踢的同時，肩關節自然而然被闊開，使得巨闕穴和膻中穴被刺激按摩，掌管情緒和心肺系統的經絡被疏通，身心靈都能舒服許多。

Step 1

以俯臥姿作為預備動作，雙手分別抓住同側腳的踝關節，吸氣預備。

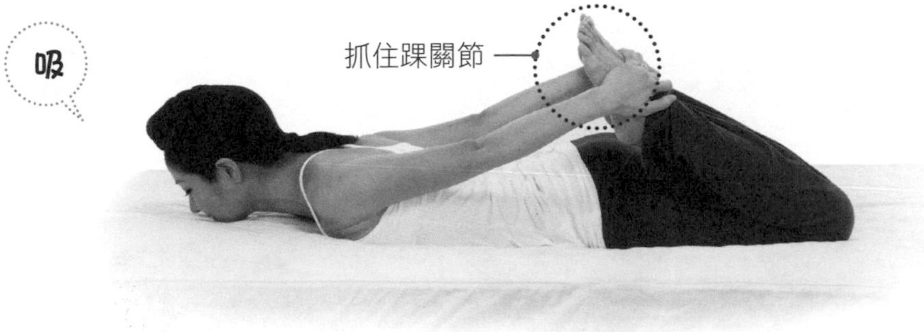

Step 2

吐氣時將雙腳向後踢，帶動上半身向上弓起，下巴抬高往上看。

停留時間▶同樣的，我們把意念放在呼吸上，深吸深吐五～八次。

還原動作▶吸氣一口氣，吐氣時再慢慢將上半身放下回到STEP1。

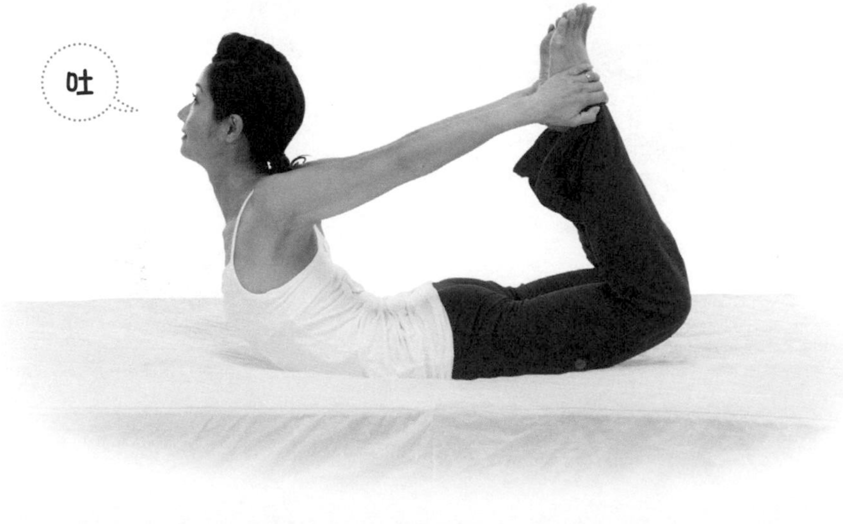

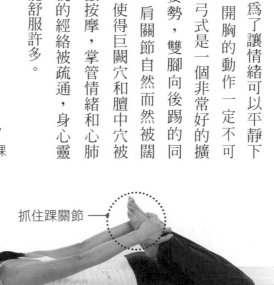

脊椎扭轉操

扭轉的動作可以使背部的經絡疏通開來，使全身上下氣血流通順暢，上背和下背得到按摩，讓一整天抑鬱在身體上的壓力得以釋放，做完這個動作，身體會有徹底放鬆的感覺。

Step 1

首先，我們由俯臥姿翻轉過來，以躺姿作為預備動作。將右腳彎曲踩在床上，左腳踩在右大腿上，右手扶住左腿的外側。

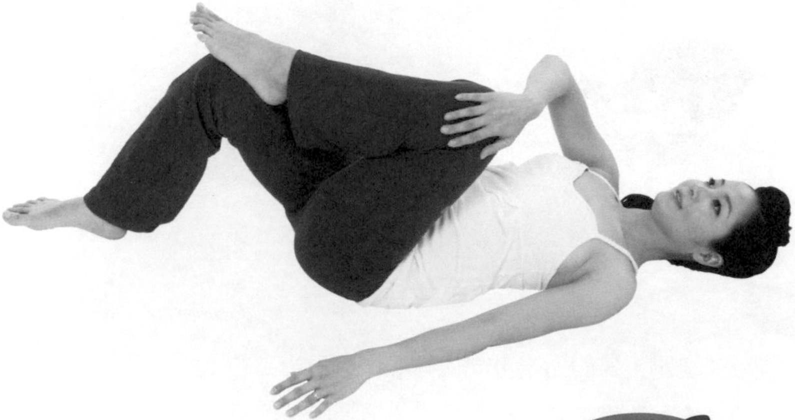

Step 2

右手將左腳往右拉，將膝蓋固定在床上。

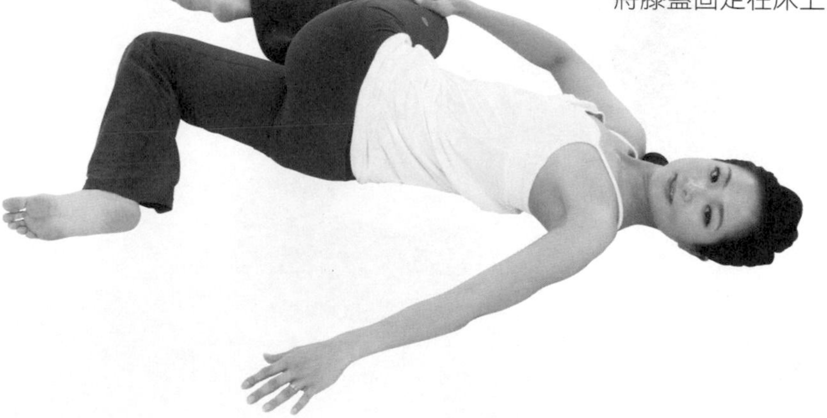

Step 3

左手抓住右腳背，吸氣預備，吐氣時將後腳（右腳）往後踢開到最盡力的位置。

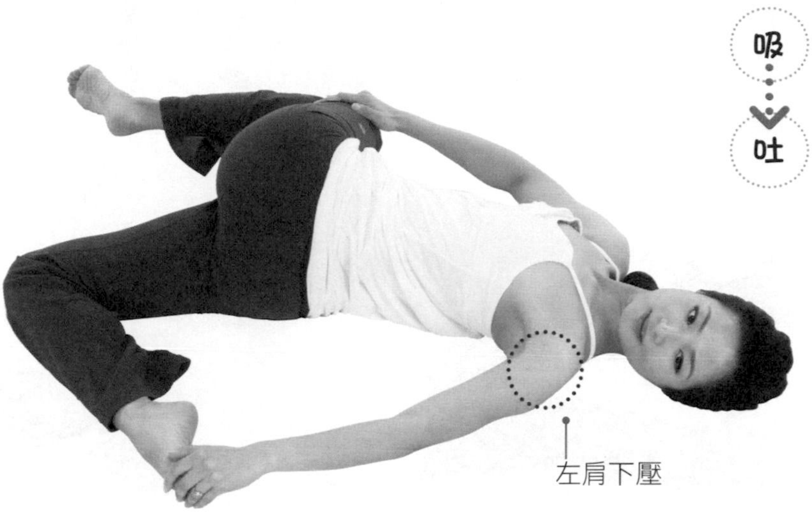

Step 4

再吸一口氣預備，吐氣時，左肩膀往下壓，頭往左邊轉，使下巴靠近左肩。

停留時間▶扭到無法再繼續時，停下來調息五～八次，呼吸愈慢愈好，每一次呼吸都能讓身體更柔軟，更放鬆。

還原動作▶完成後，緩慢的回到躺姿休息一下，再進行另一邊的動作。

呼吸法練習

呼吸雖然只是一件稀鬆平常的事，但錯誤的呼吸法，急促而頻率高，身體和心理也會不知不覺跟著緊張；正確的呼吸法，深長而緩慢，能有效幫助身心放鬆，釋放壓力。當我們做完前面的三個伸展操，身體輕鬆多了，此時將意念放在呼吸上，練習腹式呼吸，吐納間讓身體和心理都沉澱下來，就這樣舒舒服服的進入夢鄉。

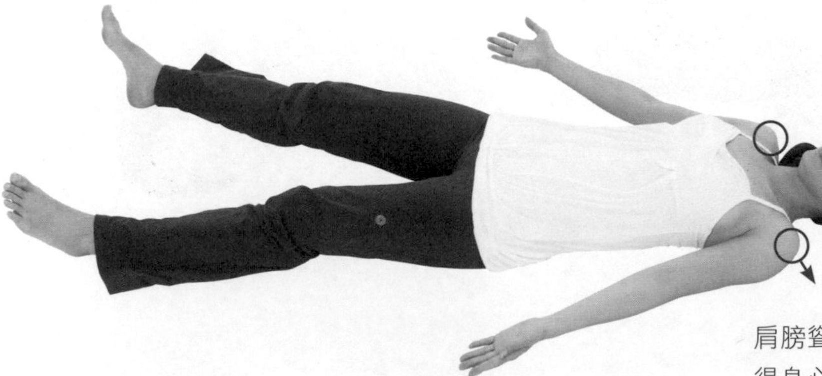

肩膀聳起，會使得身心無法放鬆

Step 1

首先，將雙腳伸直微微張開，雙手平放在身體的兩側，掌心朝上，手臂先向下挪動幾下，確定自己的雙肩是向下壓而沒有聳起的。

Step 2

眉頭向外鬆開，確定自己沒有皺眉，此時頭部的緊繃感會隨著眉頭一起紓解開來。

Step 3

將意念專注在腹部，吸氣時，感覺到胸腔打開，橫膈膜下降，腹部跟著鼓起，鼓得非常非常的鼓，這個吸氣的過程愈長愈好（以十秒為目標），當吸到最鼓時，停止吸氣，心中數五秒。

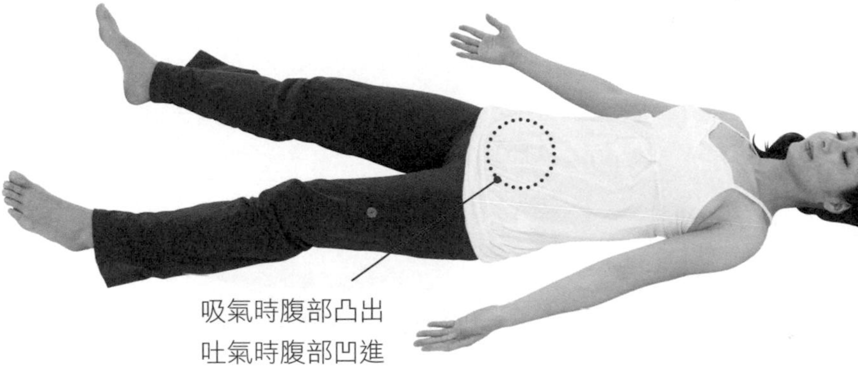

吸氣時腹部凸出
吐氣時腹部凹進

Step 4

再吐氣，腹部緩慢的向內凹進，直到腹部凹得很扁很扁，氣吐得很乾淨，吐氣的過程同樣愈長愈好（以十秒為目標），吐氣的同時，感覺身體隨著吐氣不斷往下沉澱，往下掉，把力量全都丟給地心引力，當氣完全吐乾淨時，停止吐氣五秒。

停留時間▶反覆（STEP3）（STEP4），每一次吐氣時，都想像自己的身體愈來愈下沉，愈來愈放鬆，好像身體就要逐漸消失一樣，讓我們就在這一吸一吐間進入甜蜜的夢鄉。

穴道按摩

失眠時位於心窩處的穴道巨闕會和耳朵下方的安眠穴會有腫脹的感覺，這個時候我們可以一邊練習腹式呼吸，隨著吐氣一邊按摩這兩個穴道，讓腫脹的感覺漸漸消失，就容易入睡了。另外，也可以請枕邊人幫忙在背後的膈俞、膈關及腎俞等穴位進行按摩，這樣整個人就會進入非常放鬆的狀態。

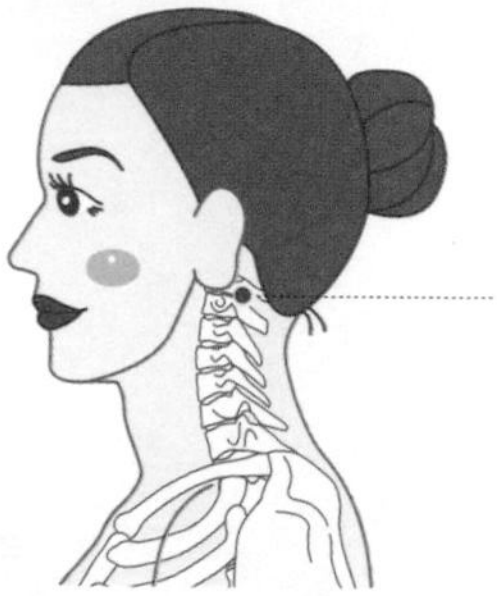

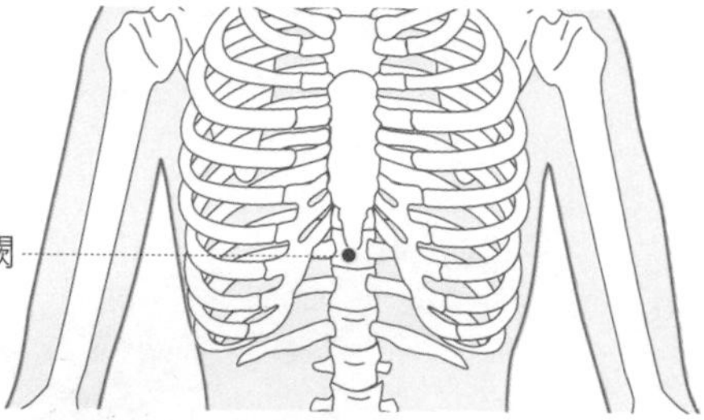

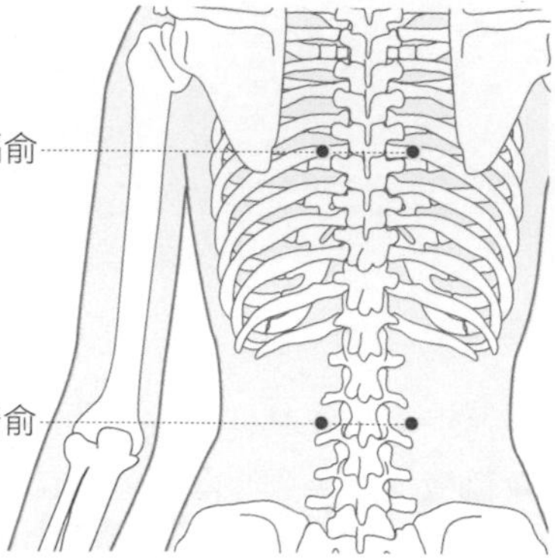

巨闕與安眠穴手法

以大拇指按壓穴點。

巨闕穴穴位：兩邊肋骨中央交界點下方約兩指寬處。

安眠穴穴位：安眠穴位於翳風穴(耳垂往內壓時所碰觸到的凹陷位置)及風池穴(詳見P73)連線中點。

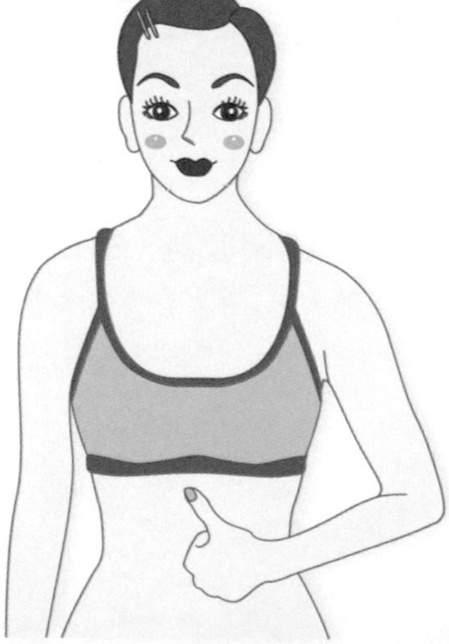

膈俞穴手法：詳見P94胸椎兩側穴位按摩手法。

膈俞穴穴位：第七胸椎兩側1.5吋(約比大姆指稍寬)。

腎俞穴手法：詳見P106腰椎兩側穴位按摩手法。

腎俞穴穴位：第二腰椎兩側1.5吋(約比大姆指稍寬)。

九 手部痠麻動一動會更好

板機手、媽媽手、電腦手、網球肘，這些毛病顧名思義就知道是手臂某部分肌肉使用過度，長期累積疲勞所引起肌肉發炎、氣血不通，若置之不理，也可能引發手麻的情況。所以一有痠痛我們應馬上警覺，做一些伸展和按摩的動作，加上熱敷、多休息，便不致於造成長期的痠痛而需服藥就醫。下面幾個動作教您緩解手臂痠痛的方法，當你覺得當天肌肉使用過度而有痠痛感時，就趕緊動一動吧！

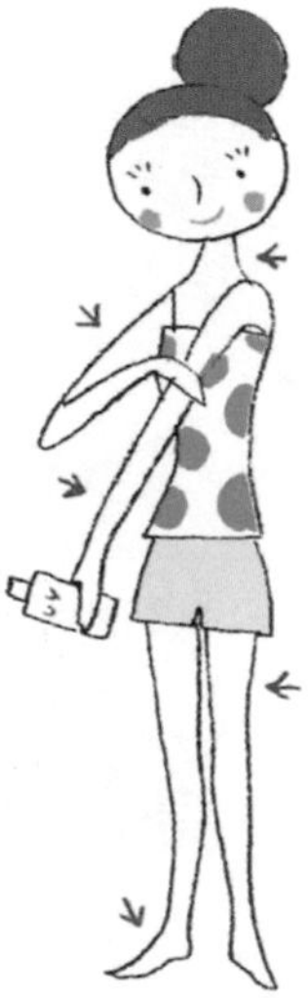

手掌開合運動

小手臂有許多小肌肉，當我們從事打電腦、按滑鼠等細微手指動作時便頻繁使用這些小肌肉，這個動作可幫助伸展這些細小肌肉，經常做這個動作可使所有牽動手指的小肌肉均衡的得到運動，以避免不斷重複使用某些肌肉而使其過度疲勞，伸展後可再配合按摩，以達到更好的放鬆及減緩痠痛的效果。

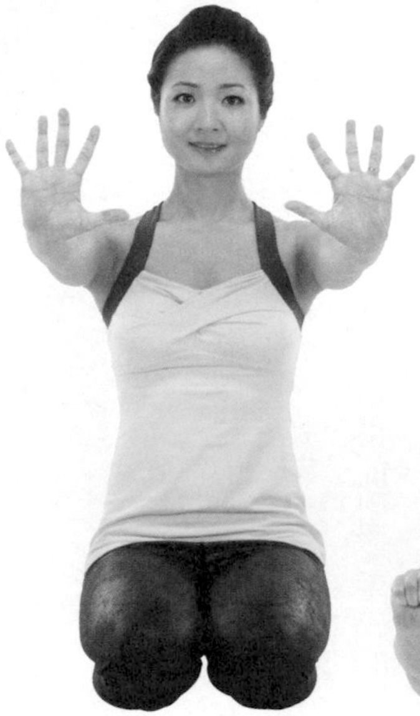

Step 1

雙手向前伸直，手掌用力張開，指頭朝上，停留十秒。

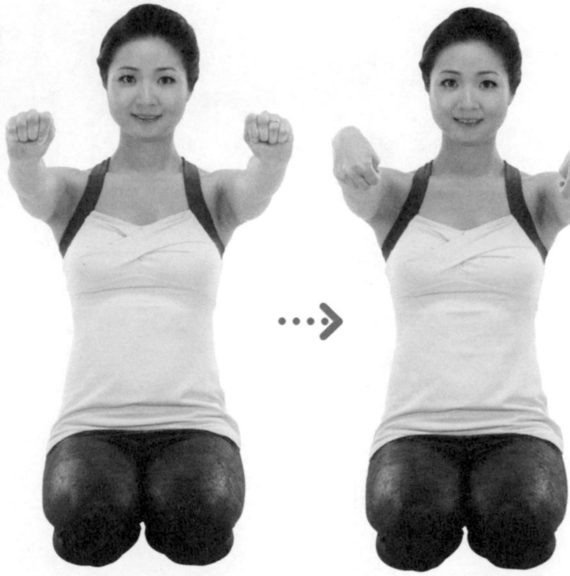

Step 2

拳頭扎緊往下壓，停留十秒。

停留時間▶STEP1和STEP2，反覆五～八次。

還原動作▶動作完成後，甩一甩手，使肌肉放鬆。

雙手背後互握

這個動作不但對手臂的伸展有良好的效果，對於肩關節的保健也非常有幫助，停留在上方的手臂，大手臂內側伸展比較多，疏通心經、肺經、心包經。而停留在下方的手臂則較多小手臂及大手臂外側的伸展，疏通大腸經、三焦經、小腸經。

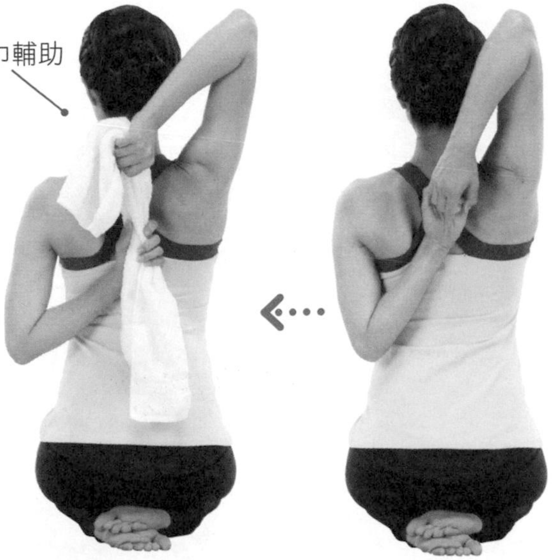

Step 1

右手向上舉起後向下彎曲，左手則從下方往上彎曲，雙手手掌在背後互握。（若無法相握，可拉著毛巾來輔助）

Step 2

下巴微抬往上方看，使頭枕著大手臂，讓大手臂繼續往後闊開。

停留時間▶停留五次深長的呼吸，約三十秒。

還原動作▶吸氣慢慢鬆開雙手，甩一甩手臂。

Step 3

換左手在上，右手在下，做相同的動作。

胸前直臂伸展

當我們搬運重物，或提東西提太久時，大手臂就容易痠痛，這個動作可針對這個部分達到伸展放鬆的功效，疏通大手臂外側的大腸經、三焦經、小腸經。

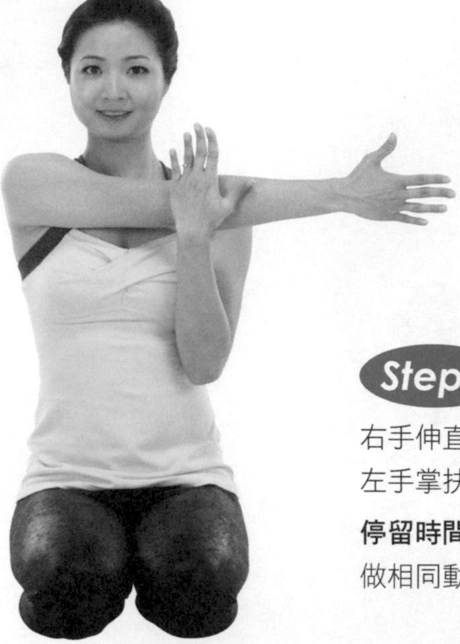

Step 1

右手伸直平舉於胸前，手掌朝向自己。左手掌扶著手肘往身體的方向壓。

停留時間▶停留五次深長的呼吸後換邊做相同動作。

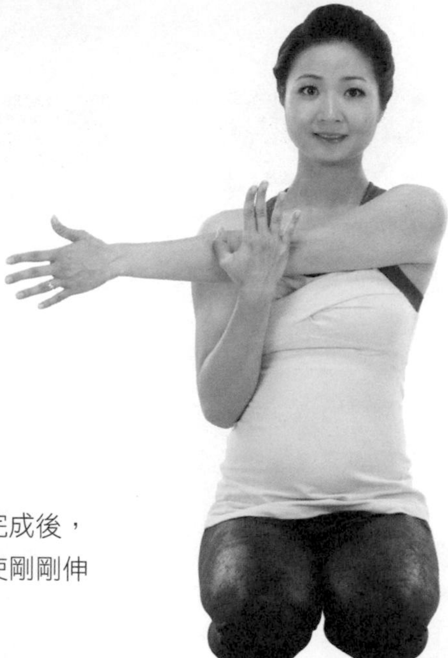

Step 2

換邊做相同動作。

還原動作▶兩邊皆完成後，用拳頭輕敲手臂，使剛剛伸展的部位放鬆開來。

鳩式

做這個動作時會感覺整支手臂痠痠麻麻的，表示手臂上三條陰經和三條陽經開始運行，促進整個手臂的血液循環，疏通氣瘀不適的部位。

這個動作稍有難度，建議前面三個動作都完成後，再練習此動作。

Step 1

雙手向前伸直，右手在下，左手在上，掌心朝外，讓手肘上下交疊。

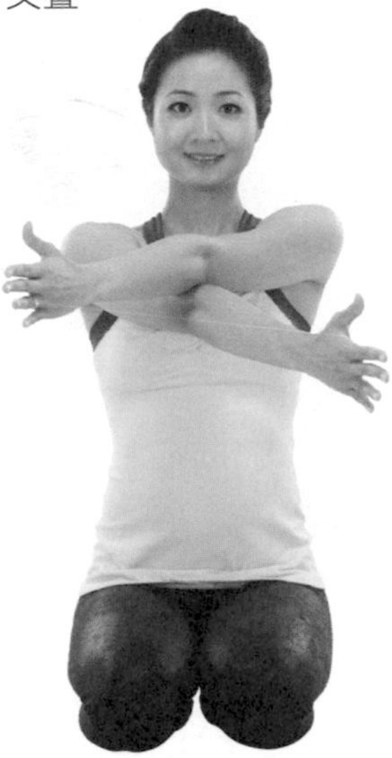

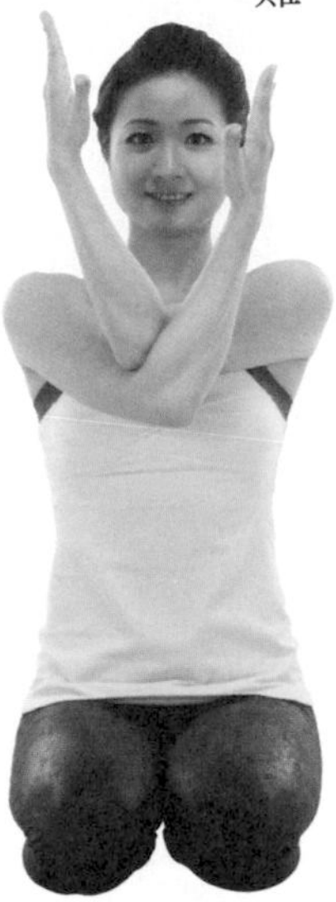

Step 2

雙手小手臂同時向上彎曲，使掌心相對。

Step 3

手掌交握，若無法相握，則握住手肘即可，吸氣預備。

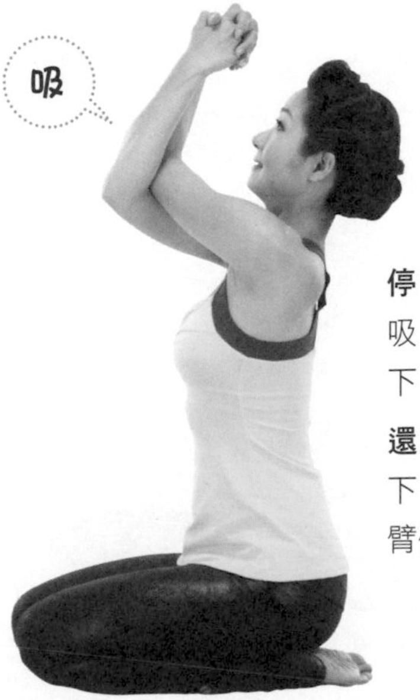

Step 4

吐氣時將雙手一起往上提起到最盡力的位置。

停留時間▶停留五次深長的呼吸，約三十秒，然後換左手在下，右手在上，做相同的動作。

還原動作▶吸氣時將雙手輕輕放下，吐氣時甩一甩手，捶一捶手臂伸展後痠痠的位置。

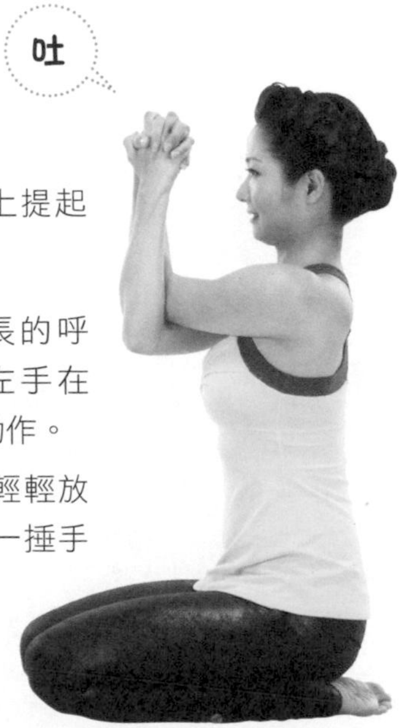

穴道按摩 手臂上的穴點相較於其他的部位是比較容易找到的，尤其如果手部感到酸麻時，以下所介紹的四個穴道只要一按壓一定感到特別酸痛，我們只要用大拇指輕輕向內按壓，或繞小圈圈揉一揉，由最上往下按照順序按摩一遍，就會感覺到手臂內的氣血流通變得順暢許多，手麻的感覺也就減緩囉！

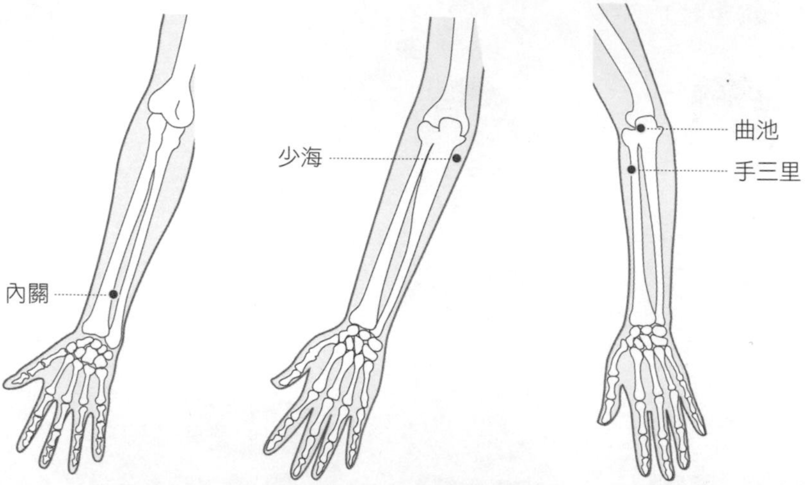

手臂穴道按摩手法：以大拇指按壓穴點，會有痠麻疼痛感。

曲池穴穴位：手臂彎曲時，手肘橫紋外側 (大拇指側) 凹陷處。

手三里穴位：位於小手臂外側(大拇指端)，距離曲池穴約2吋(三橫指)處。

少海穴穴位：手臂彎曲時，手肘橫紋內側(小拇指側) 凹陷處。

內關穴穴位：手掌和小手臂交接處橫紋正中央，向上2吋(三橫指)，會摸到兩條筋，內關穴位於兩筋中央。

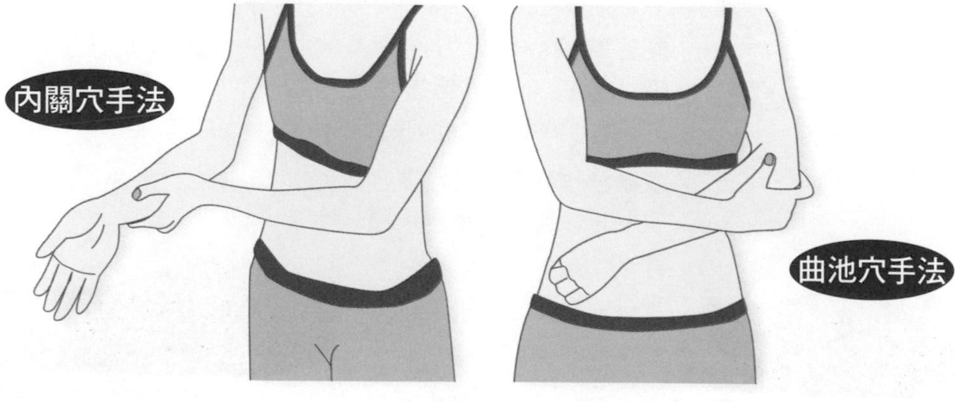

十 告別腿部疲勞痠麻，找回勻稱有型美腿

久站、久坐，腿部血液循環不良會使我們感到腳痠；路走久了或做運動過後，腿部疲勞也會引起腳痠，因此坊間出現許多腿部紓壓按摩機，其實拉拉筋，再按摩幾個重要穴點，消除痠痛的效果會比昂貴的機器還要好喔！接下來的四個動作教你如何針對腿部前側、後側、內側及外側做拉筋的動作，全面伸展腿部不同部位的肌肉，使肌肉放鬆、氣血流通，除能緩解不適外，更能修飾腿部肌肉，避免長期累積成僵硬的蘿蔔腿，不但外觀不好看，也容易造成反覆緊繃痠麻。每天睡前若能拉一拉腿筋，促進上半身及下半身的氣血循環，消除疲勞，更可幫助睡眠。

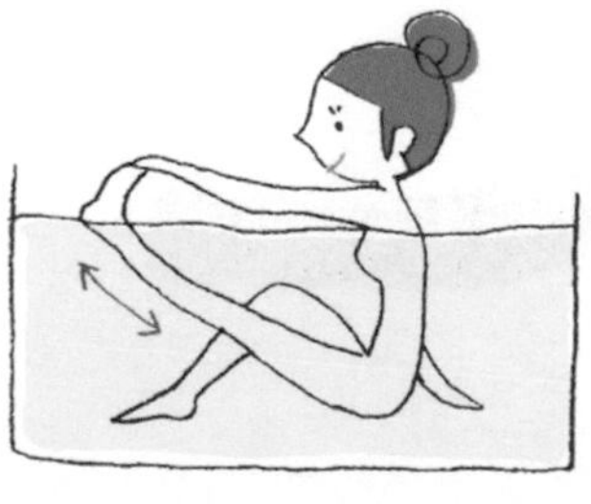

腿後側伸展

首先我們拉腿後側的經絡，腿後側主要經絡是膀胱經，膀胱經是人體最大的排毒通道，而這個舉腿動作能使更多的氣血流入這個經絡，有效打通膀胱經，所以當你做完這個動作，不但會覺得腿部痠痛的感覺消失了，就連腰部的疲勞也能紓緩許多，除此之外，膀胱經與腎經相表裡，因此經常拉拉腿後側的筋，對於腎功能的保養也很有幫助。

Step 1

從躺姿開始，左腳平貼於地，拿一條毛巾套住右腳足弓，雙手分別握住毛巾的兩頭，吸氣預備。

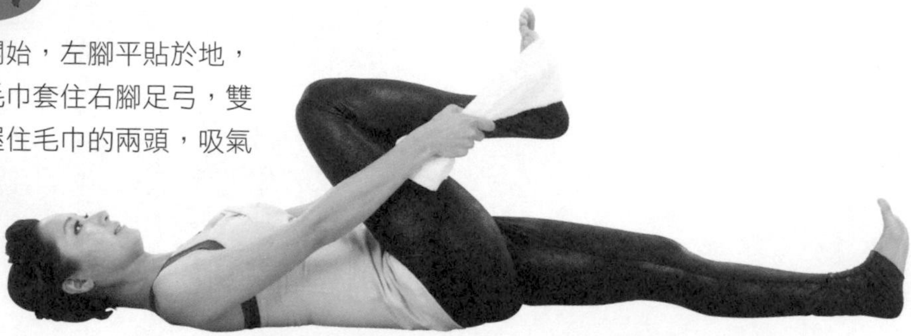

Step 2

吐氣時輕輕拉著毛巾帶動右腳向上伸直，腳跟朝向天花板，再慢慢拉著腳儘量靠近自己的上半身，直到腿後側感到痠痠麻麻的。

停留時間▶保持五～八次深長的呼吸，約停留三十秒，若腿部處於比較疲勞的狀態，停留時間可加長，待痠麻感逐漸消失。

還原動作▶吸氣時把腳輕輕放下，吐氣時踢一踢、動一動雙腳。

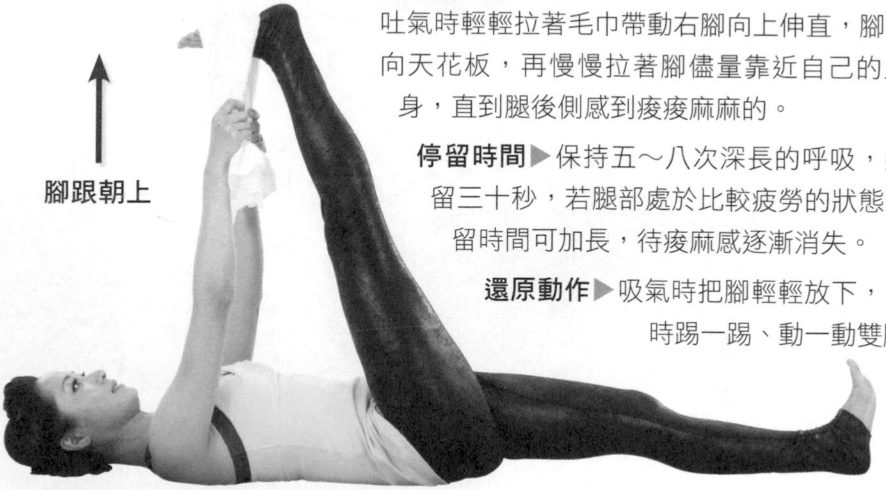

Step 3 換腳做相同動作。

接下來三個動作同樣也可依自己的狀況增加停留時間。

腿外側伸展

這個動作能有效的疏通膽經，膽經與肝經相表裡，與人體的免疫系統有關，久坐辦公室而又顯少運動的人，肝經、膽經氣血循環不良，長久下來使得免疫力下降，身體問題開始層出不窮，然而只要能經常做做這個動作，保持膽經的暢通，不但能紓解腰痠腿麻，更是保持健康活力的好方法喔！

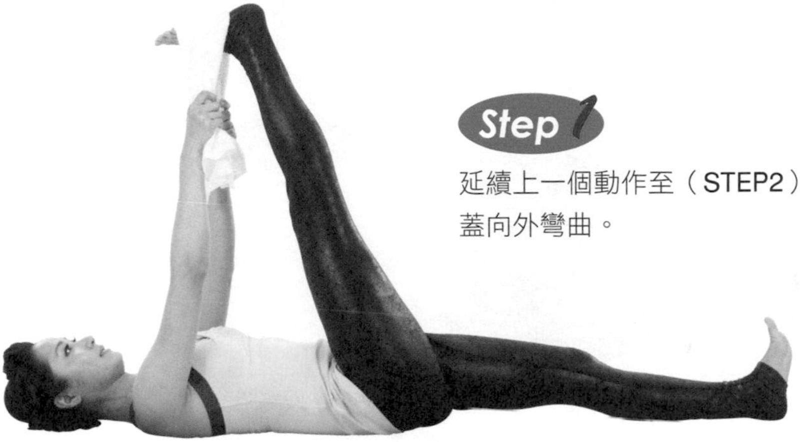

Step 1

延續上一個動作至（STEP2），膝蓋向外彎曲。

Step 2

吸氣預備，吐氣時將腳跟儘量往頭部的方向拉，直到腿部外側感到痠緊，無法再繼續。

停留時間▶保持五～八次深長的呼吸，約停留三十秒。

還原動作▶吸氣時先回到STEP1，再輕輕把腳放下，踢一踢、動一動，再換邊做相同動作。

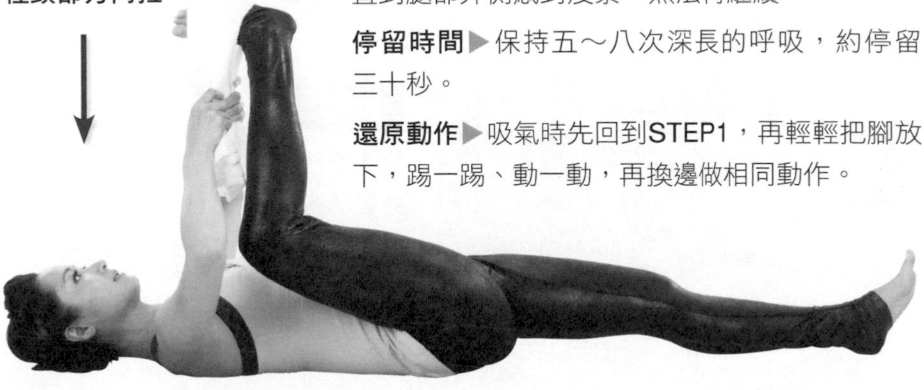

大腿外側及腳踝伸展

腿部痠麻，臀部外側環跳穴的周圍常常是起始點，盤腿動作針對這個部位進行伸展，從根本紓緩不適，同時腳踝丘墟穴的周圍得到伸展，使得腳掌、腳底的疲勞也因此解除。

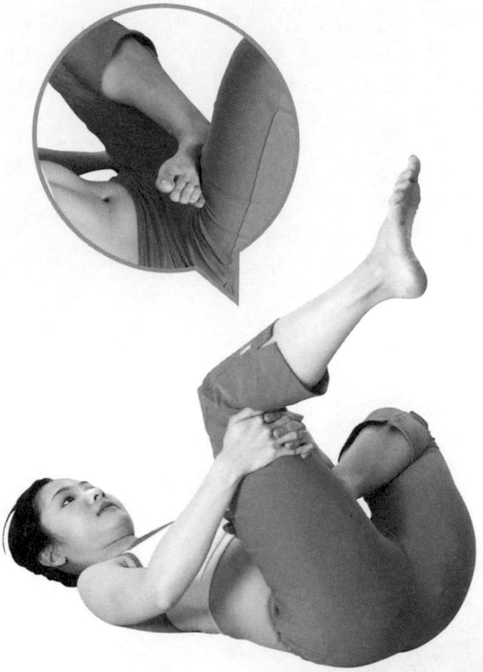

Step 1

右腳彎曲，左腳盤腿，腳背放在右大腿上。

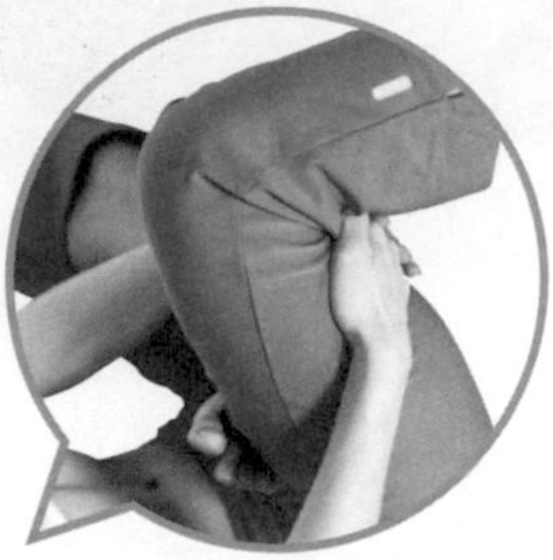

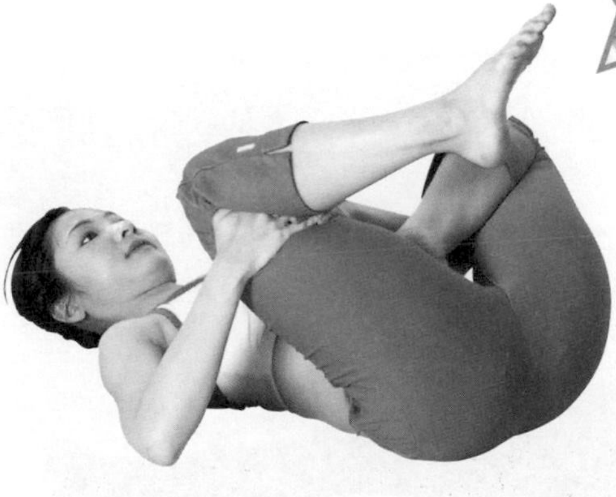

Step 2

雙手抱住右大腿後側，將腳儘量往身體的方向拉，此時會感覺到左臀部及大腿的外側痠痠麻麻的。

停留時間▶保持五～八次深長的呼吸，約停留三十秒後再換腳。

腿內側伸展

腿內側有腎經和肝經，當我們把雙腿張開，大腿內側會有痠脹緊繃感，這個部位就是肝腎經循行路線，經常做劈腿動作，可調養肝腎功能，對男女生殖系統有很大的幫助，如婦女病引起的下腹痛、生理痛，以及男性的精力問題，都可透過疏通腎經和肝經而得到改善。

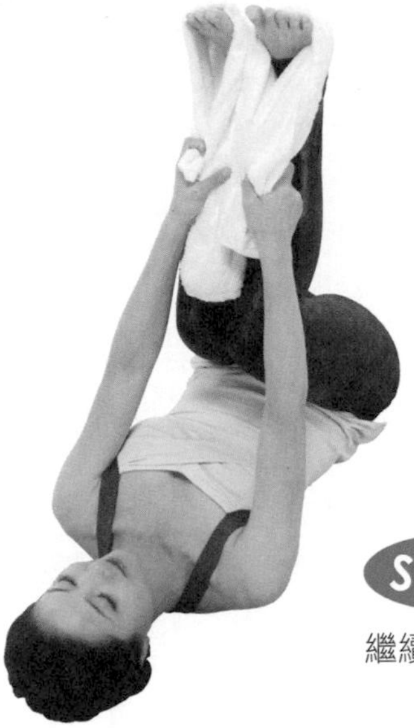

Step 1

繼續維持躺姿，雙手各拿一條毛巾套住腳底。

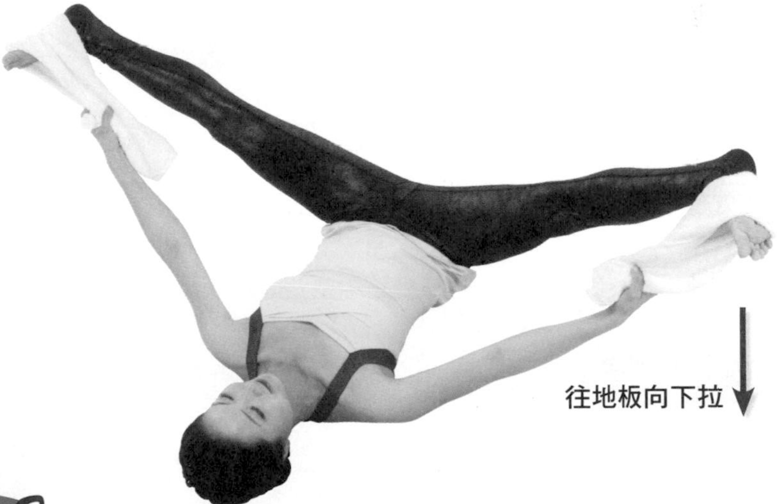

Step 2

吸氣先將腳向上伸直，吐氣時將腳由內往外拉，直到無法繼續為止，感覺鼠蹊內側伸展開來，全身都盡量放鬆。

停留時間▶停留五～八次深長的呼吸，約三十秒。

還原動作▶吸氣時先回到STEP1再輕輕把腳放下，踢一踢，動一動，使雙腿放鬆開來。

穴道按摩

拉拉腿筋之後，雙腿一定放鬆了不少，但若要完全將酸痛疲勞消除，搭配腿部幾個穴道的按摩，能得到更令人滿意的效果喔！因為腿部的穴點感覺上比較深一些，需要強一點的力道才有感覺，所以我們可以同時使用雙手的大拇指一起按壓。

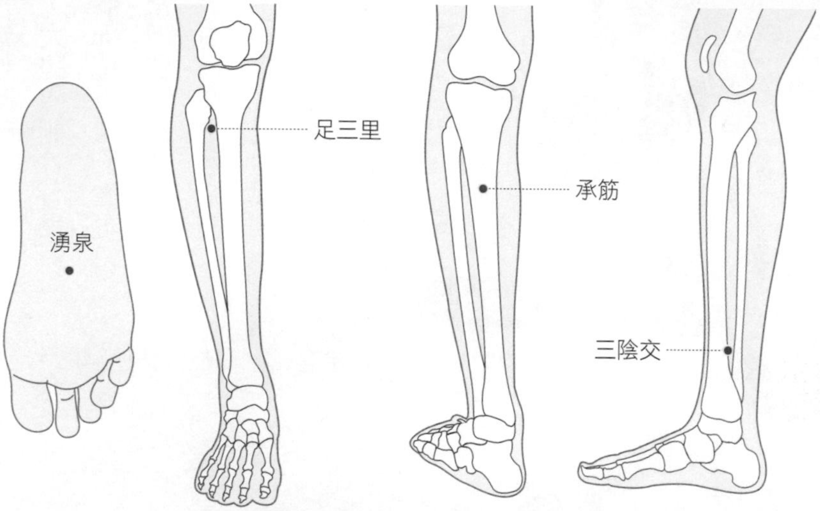

腿部穴道按摩手法：以拇指或食指指腹按壓，也可將手指彎曲，用指節來按壓，力道會更強一點。

足三里穴位：膝蓋外側，外膝眼下方3吋(約四橫指)凹陷處。

三陰交穴位：位於腳踝內側凸出的骨頭，上方3吋(約四橫指)的脛骨內側邊緣。

湧泉穴穴位：位於腳掌前三分之一處正中央凹陷處。

足三里穴手法

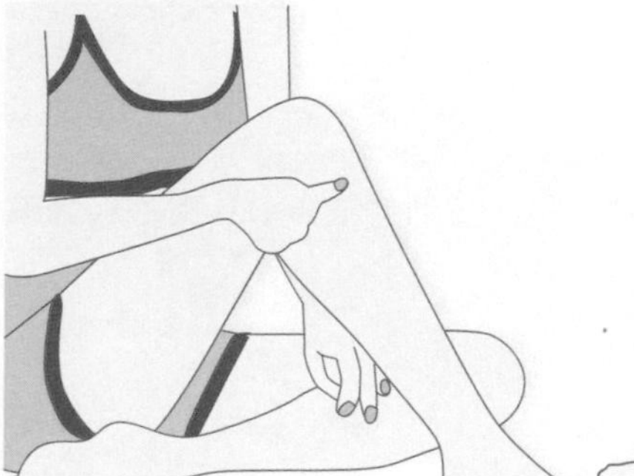

三陰交穴手法

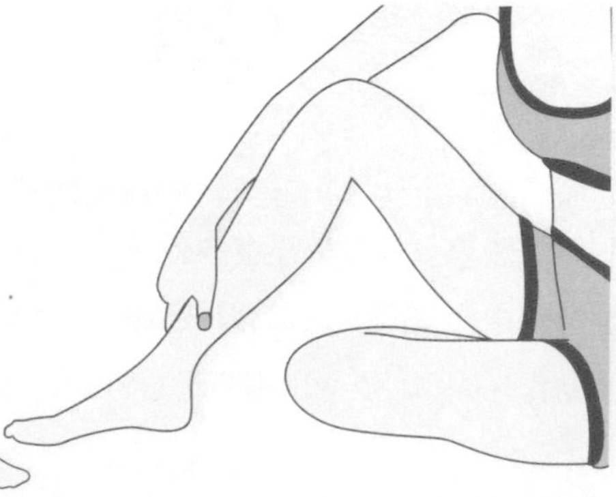

Q&A

有問必答

——拉筋操的問題一次解決

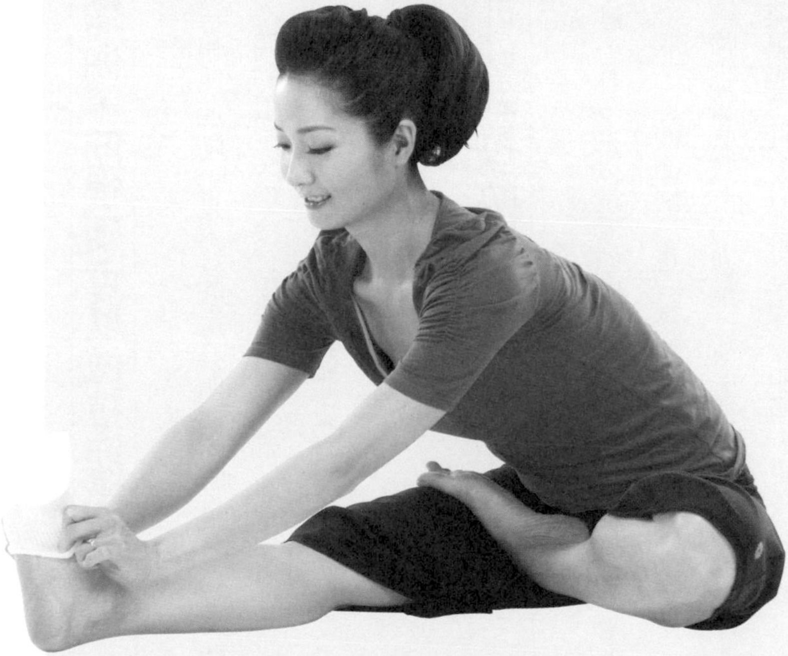

Q&A 1

我很少做運動，也沒做過任何瑜伽，筋很硬可以做拉筋操嗎？

本書所介紹的經絡操非常適合沒時間進行規律運動，且未接觸過瑜伽運動的讀者，每一個動作都可以利用零碎時間輕鬆上手，沒有時間及空間的限制，更沒有族群限制，愈是感覺到身體僵硬的人，愈是要趕緊開始做經絡操，只要你有心想開始活動活動筋骨，讓身體更舒暢有活力，就可以隨時隨地跟著書中的內容一起加入運動的行列，邁向更健康的生活喔！

Q&A 2

二、膝蓋或腰部曾經受過傷，可以做拉筋操嗎？

膝蓋和腰部曾受過傷，是較爲普遍的問題，許多人以爲受過傷就應減少活動，其實愈是不動，愈容易讓受過傷的部位退化，導致愈來愈不舒服，即使治癒了也容易復發，這就是爲什麼受了傷需要不斷復健的緣故。腰部曾受傷的人應該持續強化核心肌群的力量，並保持脊椎的柔軟度，才能使脊椎恢復健康，而膝蓋受過傷的人，必須鍛鍊腿部的肌肉力量以保護膝關節，使膝關節於日常生活中免於承受過多的壓力。此書所介紹的經絡操，皆是非常和緩的動作，即使是受過傷的人，也能慢慢循序漸進的跟著練習，是非常好的復健運動。但若是受傷才剛剛發生，或者是急性傷害，則必須就醫，並詢問醫師有哪些動作需要暫時避免，等待疼痛減緩，再開始恢復正規運動。

Q&A 3 天天做可以變瘦嗎？

經絡操能有效的雕塑身體的線條！原因是因爲透過筋絡操，我們可以有效的改善體態，彎腰駝背的姿勢，容易使肩膀變厚，小腹微凸，手臂、上背和小腹囤積鬆垮的贅肉，許多人以爲這是天生遺傳或是老化的正常現象，這是很可惜的錯誤觀念，其實以要多多運動伸展，使脊椎回歸到正確的排列上，體態改變了，平時的坐姿站姿正確，很快的身體上的肌肉也會回歸正軌，贅肉也能慢慢減少，看起來當然緊實而年輕。另一方面，疏通經絡，減少淤滯腫脹，把粗大僵硬的肌肉放鬆舒展開來，也是經絡操能幫助塑身一個很重要的因素，例如常拉腿筋可避免蘿蔔腿，常伸展側腰部，可使腰部變得纖細，其他部位當然也同理可證囉！所以告別歐巴桑身材，重拾年輕曼妙，起身拉筋做運動是邁出成功的第一步喔！

Q&A 4 有沒有不適合做拉筋操的人？

沒有！如此緩和而簡單的經絡操，適合所有族群，即使是躺在病床上的人，也應該視自己的情況，找時間適度拉拉筋，活動活動筋骨，免得愈躺愈僵硬，愈來愈沒有元氣，我們都知道植物人或半身不遂的病患家屬或護理人員都會幫病人拉拉筋、按按摩，以避免肌肉萎縮，造成功能退化，所以只要能動就要動，每一個人都可以從本書中找到適合自己的動作。

Q&A 5 做動作的時候有酸麻感是正常的嗎？

是的，這是非常正常的現象，動作過程中有酸麻感，表示氣血正在該部位加速運行，當酸麻感產生時，不要急著怕痛而停止動作，我們可以用意志來控制呼吸，使呼吸緩慢而規律，透過正確的呼吸法，幫助肌肉放鬆，大約做五到八次呼吸後，酸麻感會慢慢減緩，代表經絡已逐漸被舒展開來了。但是要特別注意的是，應避免過度勉強自己，如果拉筋時，感覺疼痛到無法將呼吸控制好，那就必須要減低運動強度，動作幅度減少一些，如果硬是憋氣來完成動作，反而會讓肌肉緊繃起來，不但無法達到舒經活絡的效果，反而會適得其反喔！讓身體處於放鬆的狀態來進行拉筋伸展是非常重要的關鍵。

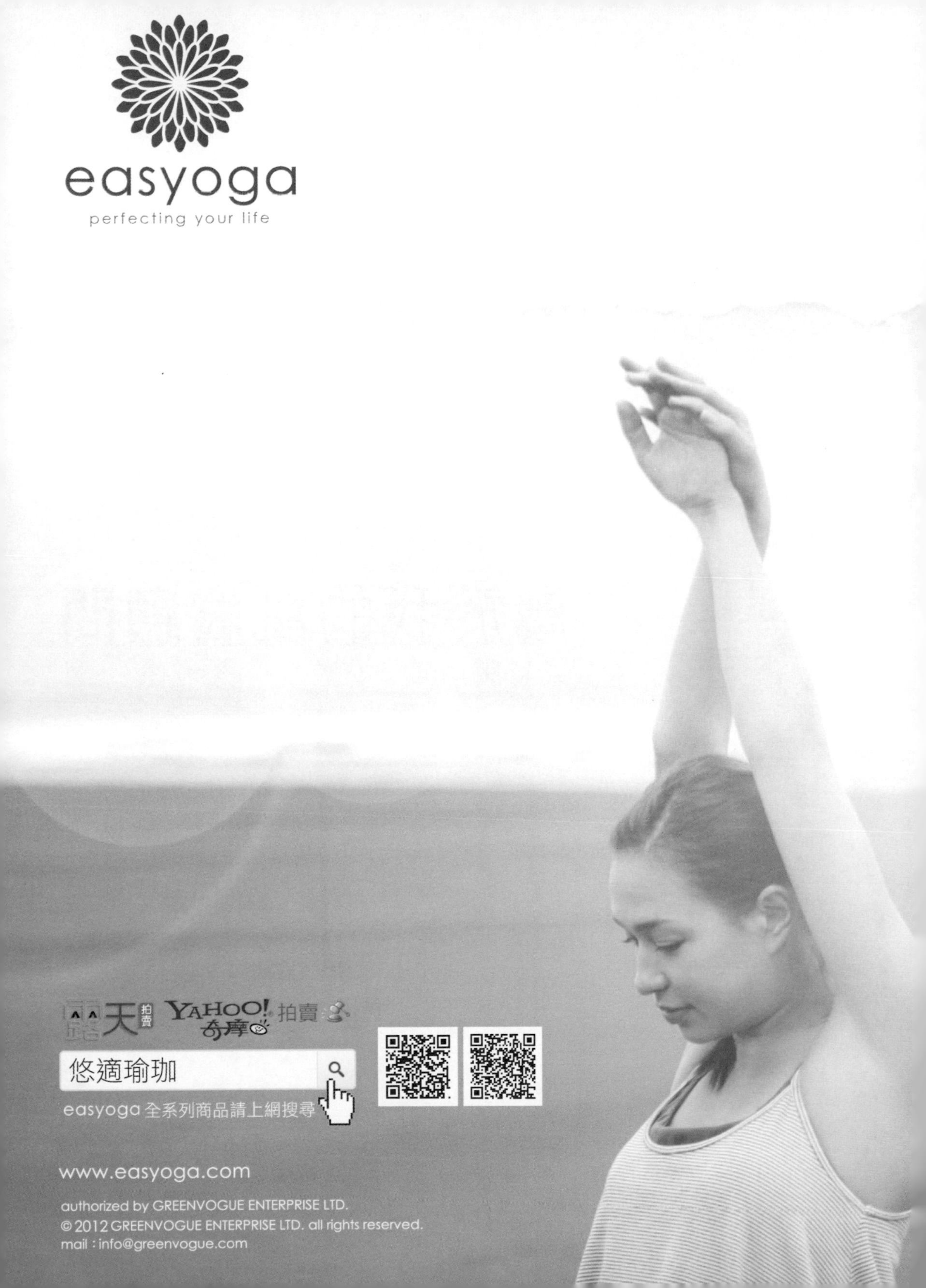
easyoga
perfecting your life
露天 拍賣
YAHOO! 奇摩 拍賣
悠適瑜珈
easyoga 全系列商品請上網搜尋
www.easyoga.com
authorized by GREENVOGUE ENTERPRISE LTD.
© 2012 GREENVOGUE ENTERPRISE LTD. all rights reserved.
mail : info@greenvogue.com

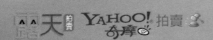

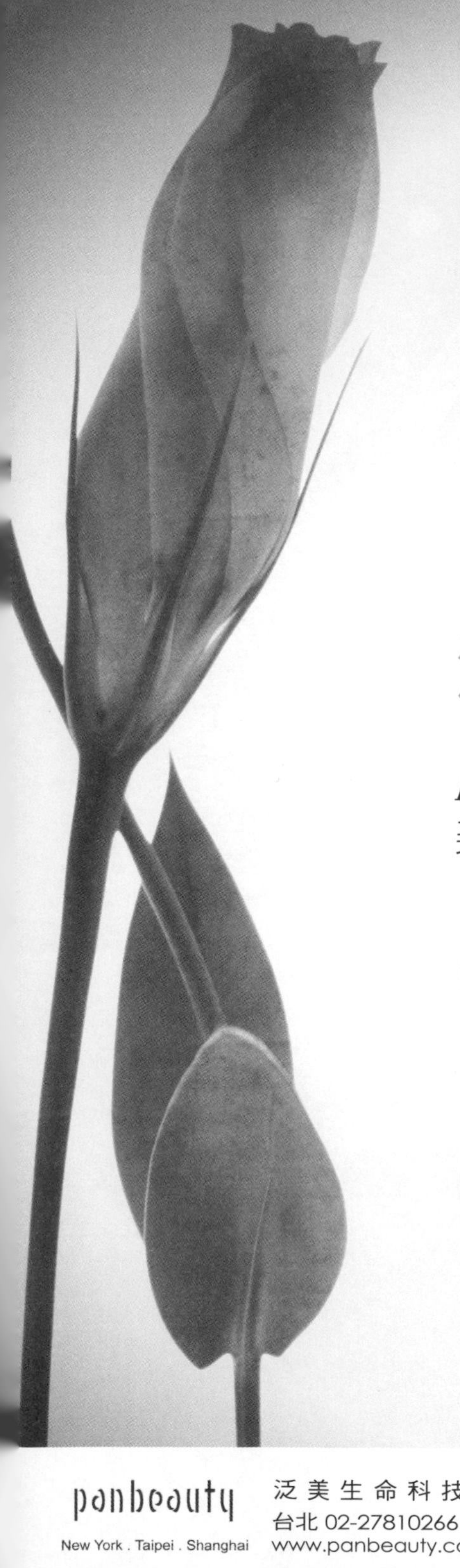

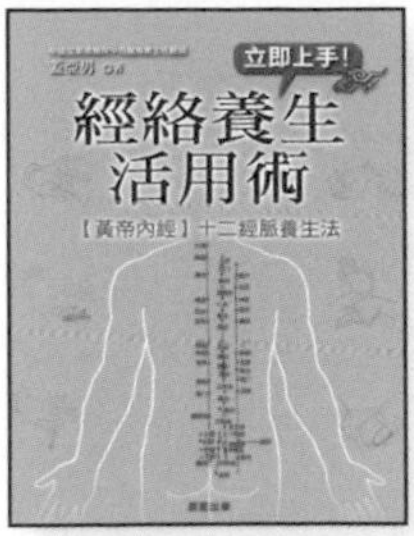

《經絡養生活用術》

蓋亞男◎著　定價：350／特價：249 元

★　一本最科學、簡便、實惠的家庭養生秘方

結合中、西醫術精粹，融匯傳統秘方、貫通現代醫理，深入淺出分析，一套獨特的經脈養生秘方，包括7大養生法，27種臟器和情緒調理法，14種食療處方和6種自然養生妙招。

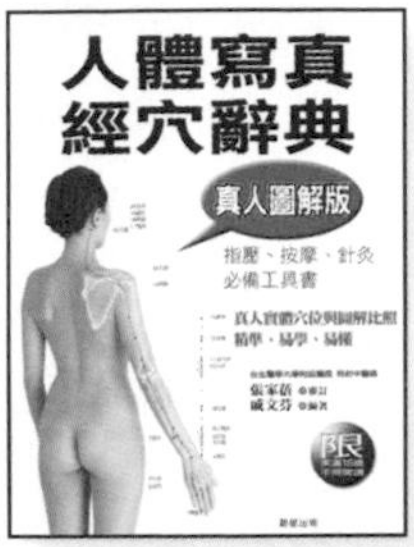

《人體寫真經穴辭典》

戚文芬◎著　定價：1000／特價：799 元

★　真人實體寫真，指壓、按摩、針灸必備工具書

針對人體各種不同的經絡有不同的功效，
用於針灸，可以引氣、治病。
用於指壓按摩，可以舒緩筋骨、達到養生保健之功效。

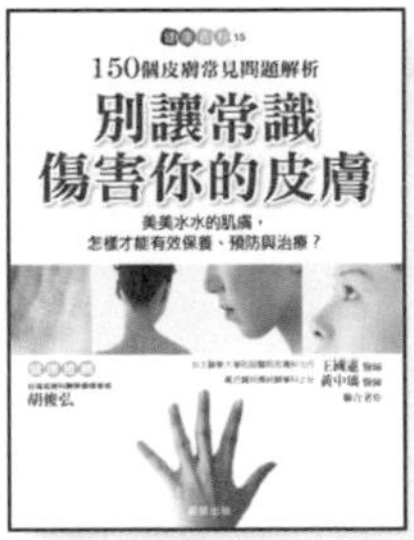

《別讓常識傷害你的皮膚》

王國憲、黃中瑀◎著　定價：250 元

★　美美水水的肌膚，該如何有效保養、預防與治療？

中西醫皮膚科醫師告訴你，最正確的保養皮膚法。收錄最常見22種皮膚病的150個Q&A，以及教你透過飲食、藥膳、茶飲、穴位按摩等方法來保養皮膚。

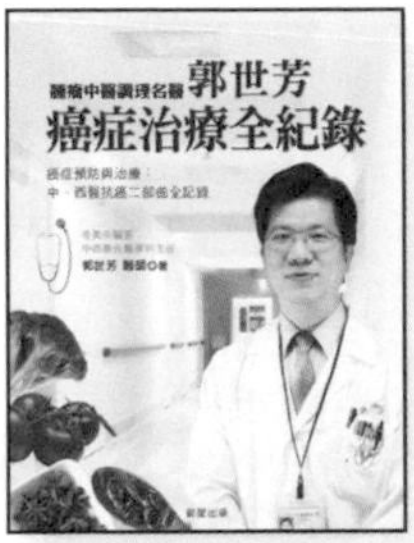

《郭世芳癌症治療全紀錄》

郭世芳◎著　定價：250 元

★　癌症預防與治療：中、西醫抗癌二部曲

擁有中西醫雙執照郭世芳醫師，以他長年治療癌症的臨床實務經驗，用中西醫的觀點，透過西醫手術、中藥、食療等方式，為一般常見的癌症疾病，量身訂作的抗癌治療法。

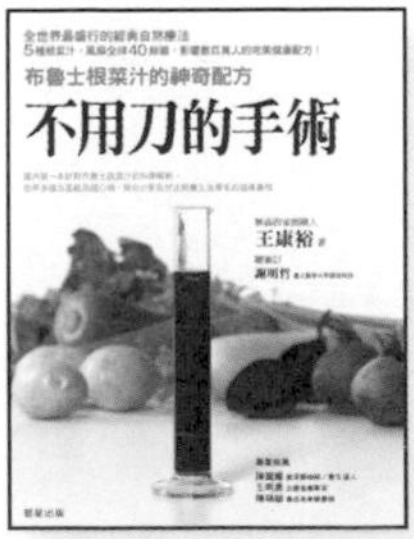

《不用刀的手術：布魯士根菜汁的神奇配方》

王康裕◎著　定價：250 元

★　國內有機飲食界第一人・自然療法先鋒的第一本書

全世界盛行最久、銷路最廣的經典自然療法。
5種根菜汁，風靡全球40餘國，
影響數百萬人——布魯士根菜汁療法。

國家圖書館出版品預行編目資料

速效拉筋操 / 蔡祐慈著.——初版.——台中市：晨星，2013.06
面； 公分.（健康與運動；24）

ISBN 978-986-177-688-0（平裝）

1.瑜伽 2.經絡

411.15 102001243

建康與運動24

速效拉筋操

作者 蔡祐慈
主編 莊雅琦
編輯 游薇蓉
企劃編輯 蘇琬婷
網路編輯 蔡嘉哲
美術繪圖 林姿秀
美術排版 林姿秀
封面設計 陳其煇

負責人 陳銘民
發行所 晨星出版有限公司
臺中市407工業區30路1號
TEL：（04）2359-5820 FAX：（04）2355-0581
E-mail: health119@morningstar.com.tw
http://www.morningstar.com.tw
行政院新聞局局版台業字第2500號
法律顧問 甘龍強律師
承製 知己圖書股份有限公司 TEL：（04）23581803
初版 西元2013年6月30日

總經銷 知己圖書股份有限公司
郵政劃撥：15060393
（台北公司）臺北市辛亥路一段30號9F
TEL：（02）23672044 FAX：（02）23635741
（台中公司）臺中市407工業區30路1號
TEL：（04）23595819 FAX：（04）23597123

定價 250 元
ISBN 978-986-177-688-0
Printed in Taiwan
（缺頁或破損的書，請寄回更換）

◆讀者回函卡◆

以下資料或許太過繁瑣，但卻是我們瞭解您的唯一途徑
誠摯期待能與您在下一本書中相逢，讓我們一起從閱讀中尋找樂趣吧！

姓名：＿＿＿＿＿＿＿＿＿＿　性別：□ 男　□ 女　生日：　／　／

教育程度：□ 小學 □ 國中 □ 高中職 □ 專科 □ 大學 □ 碩士 □ 博士

職業：□ 學生 □ 軍公教 □ 上班族 □ 家管 □ 從商 □ 其他＿＿＿＿＿＿＿＿＿＿

月收入：□ 3萬以下 □ 4萬左右 □ 5萬左右 □ 6萬以上

E-mail：＿＿＿＿＿＿＿＿＿＿＿＿＿＿　聯絡電話：＿＿＿＿＿＿＿＿＿＿

聯絡地址：□□□＿＿＿＿＿＿＿＿＿＿＿＿＿＿＿＿＿＿＿＿＿＿＿＿＿

購買書名： 速效拉筋操

・從何處得知此書？

□ 書店 □ 報章雜誌 □ 電台 □ 晨星網路書店 □ 晨星養生網 □ 其他＿＿＿＿＿

・促使您購買此書的原因？

□ 封面設計 □ 欣賞主題 □ 價格合理

□ 親友推薦 □ 內容有趣 □ 其他＿＿＿＿＿＿＿＿＿＿＿＿＿＿＿＿＿＿＿＿

・您有興趣了解的問題？（可複選）

□ 中醫傳統療法 □ 中醫脈絡調養 □ 養生飲食 □ 養生運動 □ 高血壓 □ 心臟病

□ 高血脂 □ 腸道與大腸癌 □ 胃與胃癌 □ 糖尿病 □內分泌 □ 婦科

□ 懷孕生產 □ 乳癌／子宮癌 □ 肝膽 □ 腎臟 □ 泌尿系統 □攝護腺癌 □ 口腔

□ 眼耳鼻喉 □ 皮膚保健 □ 美容保養 □ 睡眠問題 □ 肺部疾病 □ 氣喘／咳嗽

□ 肺癌 □ 小兒科 □ 腦部疾病 □ 精神疾病 □ 外科 □ 免疫 □ 神經科

□ 生活知識 □ 其他＿＿＿＿＿＿＿＿＿＿＿＿＿＿＿＿＿＿＿＿＿＿＿＿＿＿＿

以上問題想必耗去您不少心力，為免這份心血白費

請務必將此回函郵寄回本社，或傳眞至(04)2359-7123，感謝您！

◎每個月15號會抽出三名讀者，贈與神祕小禮物。

晨星出版有限公司 編輯群，感謝您！

請填妥後對折裝訂，直接投郵即可，免貼郵票。

廣告回函
台灣中區郵政管理局
登記證第267號
免貼郵票

407

台中市工業區30路1號

晨星出版有限公司

請沿虛線摺下裝訂，謝謝！

填回函・送好書

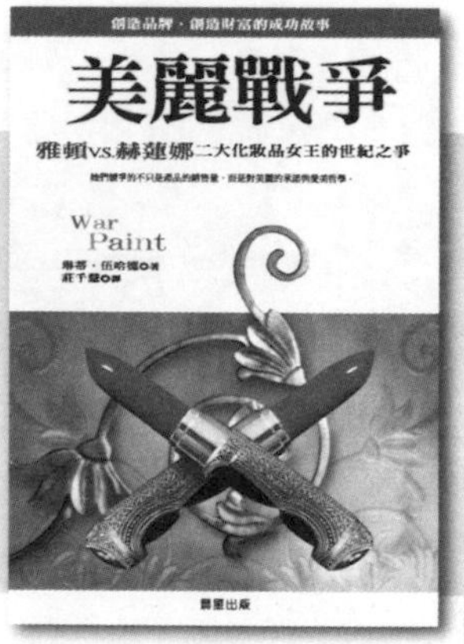

凡填妥回函後寄回，只要附上50元郵票

即可索取《美麗戰爭—雅頓V. S赫蓮娜二大化妝品~女王的世紀之爭》

掌握了二十世紀急速發展的美容保養消費的化妝品~女王—雅頓和赫蓮娜

對美麗的承諾與愛美哲學

她們追求內在美的努力，以及改變全世界女性生活的影響力。

「競爭」使人進步，但她們非僅於此而已，

本書將告訴你更多成功故事裡的成功故事

《美麗戰爭—雅頓V. S赫蓮娜二大化妝品~女王的世紀之爭》

特邀各科專業駐站醫師，為您解答各種健康問題。

更多健康知識、健康好書都在晨星健康養生網。

晨星健康養生網

http://health.morningstar.com.tw

晨星健康養生網